パテカトルの万脳薬

# できない脳ほど自信過剰

池谷裕二



朝日文庫

本書は小社より二〇一七年五月に刊行されたものです。

# はじめに

本書は「週刊朝日」の連載エッセイをまとめたものです。前著『脳はなにげに不公平――パテカトルの万脳薬』に続いての第二弾になります。

週刊誌はその場限りで消費されてしまいます。エッセイで毎回膨大な資料調査と推敲《すいこう》を重ねている私は、なんとかこの努力を継続的に形に残しておきたいと考えるようになりました。第二弾の出版はその決意表明です。

「ちりも積もれば山となる」と言います。5年ほど書き続けてきましたので、数冊分の文章が溜まりました。その中から比較的最近の回を選定したものが本書です。もともと文章を書くのが苦手な私ですが、さすがに250回も繰り返せば慣れてきます。だから今回の第二弾のほうが、私好みの文章に仕上がっています。

実はこれこそが、『パテカトルの万脳薬2』などと、「第二弾」であることを銘打たなかった理由です。続編が本編より質が低いことは、小説や映画などでは珍しくありません。本書も同様に勘違いされるかもしれないと心配をしたのです。実際のところ、各回は読み切り型で完結していますので、この二冊はどこからでも読むことができる体裁になっています。そんなオムニバス的連作である以上、「第二弾」という表記は実質的な意味を持ちません。

本書の最終章は特殊です。連載エッセイを離れ、人工知能について最近私が考えていることを綴ってみました。私自身も人工知能を用いた研究を展開しています。しかし人工知能が今後どのように発展していくのかは、私にも読むことができません（ちなみに「人工知能」はメディア用語として使われる傾向があります。専門家は「機械学習」「判別関数」、あるいは「深層学習」などと具体的に呼称することが多いようです）。こうした不透明な現代に対峙して、私たちはいま何をすべきでしょうか。そんなことを書いてみました。

一方、別の観点から思うこともあります。脳の存在意義です。人工知能は臓器としての「脳」を持ちません。内部は無機的な電算機です。にもかかわらず、ある側面ではヒトを凌駕する実力を発揮します。だからこそ問いたいのです。――脳は何のためにあるのでしょうか。

少なくともある特定の知能を生み出すためならば、脳は不要です。それは人工知能の躍進を見れば明らかなことです。では、「脳」とは何でしょう。

実際、脳を持っていない生物は珍しくありません。酵母、ビフィズス菌、シイタケ、タンポポ、ヒノキ――。個体数はもちろん、バイオマス（生物体総重量）から言っても、脳のない生物のほうが、地上の圧倒的大多数を占めています。脳を持たない者こそが地球全体の生態系を支配しているのです。この現状を見るにつけ、脳の所有が生存に有利だったとは、とても断言できません。

むしろ、一部の動物が脳を肥大化させたのは、あくまでも局所解としてたまたま好都合だった場合があったからであって、生物界全体としては脳の開発は正解ではなかった――。そう捉えるほうが自然です。なにせ脳は膨大なエネルギーを浪費する反エコ装置です。これを生涯にわたって維持するのは大変なことなので す。

脳を持ってしまった生物は、少なくとも数量の上では、紛れもなく敗者です。もちろん、いまだに絶滅していないところを見れば、脳を持つことが絶望的に不利だったわけではないことも、また確かです。つまり、脳は単なる不良在庫ではありません。

では、脳という装置をどんなふうに考えたらよいのでしょうか——。そんな問いを巡って、つらつらと思索に耽《ふけ》るのが、「パテカトルの万脳薬」という連載エッセイのバックボーンです。その抜粋版である本書も、そんな観点からぜひお楽しみいただければ幸いです。

最後になりましたが、今回も連載エッセイを書籍にまとめてくださった朝日新聞出版の大川恵実様、連載を直接担当してくださっている一原知之様、鳴澤大様、金子桂一様、前田伸也様、そして、書きたてほやほやのエッセイをいつも誰よりも早く読んでくれる妻に深く感謝します。

2017年4月

池谷裕二

# 目次

## II 記憶とは何か

## III ヒトをヒトたらしめるもの　89

## Ⅳ　「気持ちいい」を科学する　131

## Ⅴ　見えない世界　171



## Ⅵ　未来を考える　201

# I 脳のクセを知る

# 嘘つきは実は正直者!?

嘘をつくことは悪いことです。そう教えられてきました。モーゼの十戒の第9項にも「偽証してはいけない」とあるほどですから、古くから嘘は諫《いさ》められてきたことがわかります。ちなみに、キリスト教の世界では、弟アベルを殺したカインが、アベルの行方を問われ、「知りません」と答えた（旧約聖書『創世記』）のが、人間の記念すべき最初の嘘だとされています。

一方、「嘘も方便」と言うように、嘘に一定の利点があることも、また誰もが認めるところです。たとえば、相手を心配させまいと自分の境遇を隠すことは、「気遣い」として有効に機能する嘘です。あるいは、お世辞も一種の嘘です。こうした嘘を一切排除すると、日常会話は恐ろしくギスギスしたものになることでしょう。

嘘は認知的に高度な行為です。幼い子どもには難しいものです。嘘をつくことができるようになるのは2～3歳だとされています。初めて嘘をつかれた親はショックをうけます。しかし幼児の嘘は、多くの場合、悪意からではなく、誤認や錯誤から生じた虚言で、大人の嘘とは本質的に異なります。

嘘をつくためには最低でも四つの点を意識する必要があります。①本当のことを知っている、②それを隠したいと欲する、③事実の代替となる偽情報を用意する、④偽情報を相手に信じさせようとする、の4点です。幼児の場合には①と②が曖昧です。この①～④がすべて揃った、正真正銘の嘘をつくことができるようになるのは、小学校にあがる頃ではないでしょうか。

こうして誰しもが成長とともに嘘に手を染めていくことになります。では、人は日常的にどのくらい嘘をつくのでしょうか。アムステルダム大学のヴァーシュル博士らが今月発表した論文から、嘘の頻度に関するデータを紹介しましょう[1]（注：本書で「今月」とあったら、オリジナルの連載エッセイが出版された時点での「今月」を指します）。

博士らは大学生５２７人を対象に「過去24時間に何回嘘をついたか」を聞き取り調査しました。すると、平均2回という回答が得られました。また、全体の41％は「少なくともこの24時間の間は、一度も嘘をつかなかった」と答えています。

この数値を見てどう感じたでしょう。「意外と少ない」と感じるでしょうか。そう感じる人は、おそらく普段からよく嘘をつく人かもしれません。博士らの調査結果によれば、6回以上と答えた人が8％以上います。たしかに一部に「嘘つき」はいるのです。

ただしこのアンケートは、あくまで自己申告制ですから、本当はもっと嘘をついているのに事実を隠して虚偽の報告をしている可能性もあります。そこで、博士らはアンケートに答えてくれた学生たちを対象に実験を行いました。サイコロを振り、出た目に応じてお金を受け取るゲームです。

サイコロの目は自分以外の人には見えない設定になっています。つまり、目の数を有利に偽って、多くのお金を獲得することができます。

すると、さきほど「多く嘘をついた」と答えた人ほど、統計的に予想されるよりも、獲得金が多いことがわかりました。つまり、嘘の回数を多く申告した人は、たしかに嘘をついて不当に利益を得たのです。

このデータのおもしろいところは「嘘つきは実は正直者」というパラドックスです。嘘つきは、自分が頻繁に嘘をつくことをきちんと自認していて、その事実については嘘をつかずに、正直に告白するのです。なんとなく心温まるものを感じるのは私だけでしょうか。

# 「目」は語る

英語のことわざに「The eyes are the windows of the mind（目は心の窓である）」という表現があります。日本にも、「目は口ほどに物を言う」のように、似た意味を持つことわざがあります。このように、「目」に重点が置かれる風習は、万国共通だと言えます。

私たちは会話をするときに、意識するしないにかかわらず、相手の目を頻繁に見ています。言葉や語調からだけでは窺《うかが》えない相手の心を探っているのでしょう。生後まもない赤ちゃんでも、誰から教えてもらったわけでもないのに、相手の目を見ます。目を見る行為は生得的に備わった本能といってよさそうです。

実際、私たちの目には心の内面が反映されます。たとえば視線。会話中に相手の目を見るのが礼儀です。視線の落ち着かない人は「隠し事をしているのか」と疑われても仕方ありません。

目の周辺の様子も手がかりになります。ここは眼輪筋《がんりんきん》という、意識では動かせない不随意筋が支配的です。ですから、一生懸命に笑顔で取り繕っていても「目が笑っていない」「冷たい目」などという印象を相手に与えることがあります。[2]

そんな目の情報の中で、意外と忘れがちなのが瞳です。より専門的に言えば「瞳孔径」です。海外では虹彩の青い人が少なくありません。この場合には、瞳孔の大きさは他人からもよく見えます。しかし、黒茶目が一般的な日本人でも、瞳孔の大きさは重要な手がかりとなることが知られています。

イキイキとしている人は目が輝いています。スポーツに打ち込んでいるときや、恋人と話しているときは、交感神経が優位になります。その結果として、瞳孔が開くのです。これが目の輝く理由です。

この事実をいち早く指摘したのは、シカゴ大学の心理学者ヘスです。ヘス博士は1950年代に瞳孔径を測定する装置を開発し、実験を行ったところ、好きなものを眺めるときに、たしかに瞳孔が散大することを見いだしました。その後の研究では、たとえば、暗算をするときにも散瞳することを発見しています。[3] このケースでは、瞳孔散大は「好きなもの」への反射ではなく、集中力や注意力を反映しています。実際、計算が難しいほど、散瞳率は高くなりました。

こうした一連の研究に、ハーバード大学のカーネマン博士らが参入します。博士らは、数桁の数字を耳で聞いてもらって、2秒後に諳《そら》んじてもらうという短期記憶の実験を行いました。[4] すると、記憶を保持している間はずっと瞳孔が開いていて、答え終わると閉じることがわかりました。桁数が多いほど散瞳率が高いこともわかりました。

アムステルダム大学のドナー博士らは、意思決定をしている最中の人の瞳孔径を測定し、その結果を先月の「米国科学アカデミー紀要」で報告しています。画面に現れた映像に縞模様があったかどうかだけを判断してもらう簡単な試験なのですが、回答する１、２秒前に散瞳することがわかりました。おもしろいことに、答えが「あった」と肯定するときのほうが、「なかった」と否定するときよりも、散瞳率が高いことがわかりました。つまり、対象を拒絶するときよりも、肯定的な回答を思い描いたときのほうが、瞳が輝くというわけです。

映画「カサブランカ」には、主演ハンフリー・ボガートが「Here's looking at you, kid」と述べるシーンがあります。「アメリカ映画の名セリフベスト１００」の第５位に輝いた名台詞です。オリジナルの台本にはこの言葉はありませんので、おそらくボガートの創作でしょう。日本では「君の瞳に乾杯」と翻訳されています。名訳です。私はこの邦訳のほうがはるかに魅力的に感じます。なにせ、心が肯定的ならば、自然と瞳が輝くのですから。

# ユーモアがわかる人は自己評価が低い

皆さんは自分に対してどんなイメージを持っているでしょうか。思い描く「自己像」は人によって様々だと思います。しかし、一般的な、ある傾向があるようです。

たとえば、日常的に車を運転する生活を送っている人に訊きます。「あなたは世間の平均よりも運転がうまいほうですか？」

抜群に優れている必要はありません。平均に比べたら「まあマシなほうか」という質問です。このアンケートの結果は驚くべきもので、なんと約70％の人が「私は平均以上です」と答えるのです。[6] 正規分布を考えれば、本来この数値は50％に近い値になるはずです。ところが予想よりも20％も高い数値になったということは、「自分は平均よりデキる」と勘違いしている人が少なくないというわけです。

ここで生まれる疑問は、どれほどの人が自分の能力を見誤っているかという点です。平均以上の能力を持つ人は実際にいるわけですから、正確に自己評価できている人もいるはずです。では、どのような人が自己評価を誤る傾向があるのでしょうか。

そんな研究をしているのが、コーネル大学のダニング博士とクルーガー博士です。たとえば博士らは、ジョークを楽しむ能力について調査しています。[7] ユーモアを理解するためには、洗練された知識と機知が要ります。65名の大学生を対象に、30個のジョークを読ませ、どれほどおもしろかったかを採点してもらいました。つけられた点数を見ればユーモアの妙味を本当に理解しているかがわかります。

このテストでは同時に「あなたのユーモアの理解度は同年代の仲間のなかでどのくらいに位置していると思いますか」と訊きました。

調査の結果、ユーモアを理解する能力の低い人ほど、自己評価が高いことがわかりました。下から25%以下の成績の低い人は、平均して「上位40%くらいにつけている」と自分を過大評価したのです。一方、上位25%以内の優秀な人は「上位30%くらいにいる」とわずかに過小評価しました。

つまり、できない人ほど「自分はできる」と勘違いしている傾向があるのです。結果として、人々がイメージする能力の個人差よりも、実際の能力差は大きいということになります。この現象は、なにもユーモアの理解力だけでなく、論理的な思考力から一般の学力試験に至るまで、普遍的に見られます。

もちろん、この事実だけでは、能力が低いから自分を客観視できないのか、自分を客観視できないから能力が低いのかはわかりません。しかし博士らは、さらなる詳細な調査を行って、次のように推測しています。

①能力が低い人は、能力が低いがゆえに、自分がいかに能力が低いかを理解できない。
②能力の低い人は他人のスキルも正しく評価できない。

③だから、能力の低い人は自分を過大評価する傾向がある。

この現象は、心理学の分野で広く認知され、発見した博士らの名前にちなんで「ダニング＝クルーガー効果」と呼ばれています。

この効果のおもしろいところは、ダニング＝クルーガー効果について初めて知った人の多くが「たしかに勘違いしている人はいますね。具体的に思い浮かびますよ」と、自分を棚に上げることです。言うまでもありませんが、これもまたダニング＝クルーガー効果の一種で、「バイアスの盲点」と呼ばれます。[8]

博士らの発見の重要なポイントは「能力の低い人でも訓練をつめば、それまでのスキル不足に気づき、自省できる」という点です。つまり能力の低い人は、真の意味で無能というわけでなく、現時点では未熟なだけで、成長の余地があるということです。要するに、ダニング＝クルーガー効果とは、分野を問わず、初心者に現れやすい自然な心理傾向なのです。

となれば、「無根拠な自信」は、今後自分の潜在能力を開拓してゆくための駆動力として働きうるとも言えるわけで、彼らの「勘違い」をいちいち修正して出鼻をくじくのは、必ずしも正しい指導法ではないかもしれません。

# 斬新すぎるアイデアは理解されない

斬新すぎるアイデアはダメ——。誰もがなんとなく気づいているこの経験則が、見事に証明されました。ノースウェスタン大学のジョーンズ博士らが先月の「サイエンス」誌に発表した研究です。[9]博士らは過去に出版された1800万もの科学論文を精査することで、発見の革新性と影響力の関係を調査しました。

論文を評価するにあたって、学術的な傾向や価値をどのように判定するかは難問です。どうしたら主観を排し、革新的か保守的かを判断できるでしょうか。博士らは画期的な統計法で、この問題を回避しました。具体的な計算方法は数学的に高度ですので、ここでは概念だけを説明します。

研究者は科学論文を書くときには、必ず過去の論文を引用します。自分の研究が「過去のどのような知見の延長にあって、そうした知見を生かして、どんな新しい発見をもたらしたのか」を、引用文献を明示することで専門家たちに問うわけです。

そこで、ジョーンズ博士らは、論文の巻末に付けられた「参考文献リスト」に着目しました。もし、別の新論文に、ある過去の論文が何度も共通して引用されていたら、それは「ありがちな発想だった」と考えられます。その論文を読めば誰もが容易に思いつくアイデアに基づいた研究だと考えられるからです。

一方、引用されている論文の組み合わせが、他の論文では見られない奇抜なものであったら、その論文は「新しい視点を含んでいる」と判断できます。博士らは、こうした客観的な指標を開発し、論文の革新性と保守性をスコア化しました。

論文が後世に与えた影響については、その論文がその後に何回引用されたかを数えればわかります。将来多く参照される論文ほど、その発見がその後の学界において重要であったことを意味しているからです。

調査の結果、科学論文は全般的に保守的であることがわかりました。一般に「研究」といえば、斬新なアイデアで独創的に邁進《まいしん》するという華やかなイメージがあるかもしれませんが、実際の研究生活は非常に地味なもので、毎日が同じような実験の繰り返しです。現場の科学者である私自身の目から見ても、この結果には納得できます。

また、一人で行う研究は、チームで行う研究よりも、さらに保守的な傾向が強まることもわかりました。一人で考えているとワンパターンの思考に陥りがちですから、この結果にも、やはり納得できます。

博士らの発見で意外だった点は、後世への影響が強い論文は、単に革新性が高かっただけでなく、保守性もまた強かったということです。つまり、革新性と保守性は背反するベクトルではなく、別々の因子として共存できるのです。両者のバランスが大発見の秘訣なのでしょう。

実際、革新性スコアを見ると、上位10～15%辺りの論文がもっとも後世への影響が強く、これよりも革新的だとかえって影響力は下がっていました。単に斬新なだけでは、人々には理解されない独善的な論文になってしまうのでしょう。

ジョーンズ博士らは「ニュートンの万有引力もアインシュタインの相対性理論も、使われている数学そのものは当時広く受け入れられていた理論である。ダーウィンの進化論もイヌや鳥の血統選別で当時よく知られていた知識に基づいている」と述べています。なるほど。画期的な発見とは、伝統的なアイデアに、ほんの少しのスパイスを利かせて得られるというわけです。確かに、私たちの思考は、先人たちのアイデアのコラージュによって成り立っています。人の思考はゼロからは生まれません。必ず種となるアイデアがあるはずです。

ここまで書いて、ふと思い出した言葉を、最後に引用しましょう。「自分の思考について、その参照元を示せるのが一流。二流は借用であることを忘れている」はて、これを言ったのは誰だったでしょうか。どこで読んだのか、誰から聞いたのか、残念ながら思い出せません……。

# 悪い噂は良い噂の2倍広まる

ヒトは道徳にしたがって善悪を判断しながら生活しています。しかし、モラルが実際にどれほど影響力を持っているかを正確に測定するのは案外と難しいものです。

なぜならば、これまでのモラル研究のほとんどは、実験室内の不自然な状況下で調べられたものだからです。

たとえば、トロリージレンマというテストがよく用いられます。[10]「暴走電車の先に3人がいます。このままでは轢《ひ》かれて死んでしまいます。目の前には線路を切り替えるレバーがあります。切り替えれば、その先にいる別の1人が死亡します。さて、あなたはレバーを引きますか」という質問です。

どう考えても非現実的な選択肢です。そもそも、目の前に座っている心理学者に「どう答えるか」を試されている実験室内という設定そのものが不自然です。学校の道徳の授業も似たようなもので、教室では先生が成績をつけようと睨みを利かせています。こんな奇妙な状況では、自然なモラル行動は観察できないでしょう。

モラル研究におけるこの問題に挑んだのが、ケルン大学のホフマン博士らです。[11] 博士らは、18歳から68歳の男女を1252人募集しました。9時から21時の間にランダムに

5回、彼らのスマートフォンに合図を送り、過去1時間にモラル行動（善行）や反モラル行動（悪行）を行ったり、巻き込まれたり、あるいは見聞きしたりしたかを報告してもらいました。博士らは、こうして普段の生活から集めたデータを解析して、日常的なモラルの実態に迫りました。その結果、何らかの形でモラルに関係した行動に接したという報告が全体の29％にのぼりました。意外と多いのです。その内訳からさらに興味深い事実が見えてきました。

「自分が行った行動」の回数に着目すると、善行が悪行の2倍以上でした。しかし他人の行動について「見かけた回数」や「受けた回数」は、善行と悪行がほぼ同数でした。要するに、自己申告では善行が不自然に多かったのです。自分が行った善は積極的にアピールしたい一方で、行った悪は正直に告白しにくいからでしょう。加えて、自分が悪行を犯したこと自体に、本人が気付いていない可能性もあります（視覚障害の人が近付いてくるのに気付かずにエレベーターの扉を閉めてしまった、満員電車で自分の鞄が周囲の邪魔になっていることに気付かず乗り続けていた、など）。

さらなるデータ解析から、他人から善行を受けた後は他人に善行を施す率が高まること（善行伝染効果）、善行をした後は悪行を働きやすくなること（モラル正当化効果）など、すでに心理学的に示唆《しさ》されている傾向も確認されました。

また、他人から「聞いた回数」については、悪行は善行の約2倍になりました。つまり、悪い噂は良い噂よりも広まりやすいというわけです。誰もがなんとなく感じていることですが、「2倍」という具体的な数値が出されたのは今回が初めてで、貴重な資料です。

こうした解析の中で、もっとも意外な結果は、信心深い人と無神論者の人の善行の回数です。なんと両者に差がなかったのです。モラルに宗教は無関係だということです。一方で、両者に違う点も見つかりました。信心深い人のほうが「悪い噂を聞いた回数」が、無神論者よりも少なかったのです。ホフマン博士らはこの結果を「信心深い人が属するコミュニティーによるもの」と解釈しています。つまり「信心深い者同士は互いに集まる傾向があり、かつ、彼らはあまり悪い噂をしない」というわけです。

これこそが宗教の真の役割なのかもしれません。つまり、宗教心は、その人を善行に駆り立てるような積極的良心を生み出すのではなく、「他人の陰口を叩かない」「他人の足をひっぱらない」という消極的良心を生む効果があるというわけです。

# しつけは叱ってはだめ

教育には大きく二つの方法があります。「しつけ」によって行動を制約する教育と、「自発性」を育み行動の積極性を高める教育です。どちらがよい教育でしょうか。後者のほうが耳に優しいのは確かです。しかし私は後者だけで教育が成立しうるとは考えません。

たとえば、玄関から外出するシーンを想像してください。「ドアを開ける」ことは、自発性だけで発生します。サルやネコも、わざわざ教え込まなくても、飼育者の行動を観察するだけで「ドアを開ける」ことを自然に習得します。つまり、自発性を育む教育が有効です。

しかし、室外に出たあとに、ドアを閉める動物を見たことがあるでしょうか。開けっ放しで出かけてしまうのが普通でしょう。

そうなのです。「ドアを閉める」という行為は、自然には身につきません。なぜならドアを閉めることは、実のところ社会合意、つまりマナーでしかなく、脳にとって本来は不自然な行動だからです。

ドアを閉める。おもちゃを片付ける。歯を磨く――。こうした行為を身につけるために「しつけ」は必須です。

しつけには大きく二つの方法があります。「褒める」と「叱る」です。専門用語ではそれぞれ「強化」と「弱化」と呼ばれます。

では問います。――強化と弱化はどちらが有効でしょうか。

日頃からネズミをしつけている私は、強化と弱化の違いを痛感しています。たとえば、迷路内の二股の分かれ道を「右」に行くように学習させましょう。皆さんならば、どのようにネズミを調教するでしょうか。

いくつかの方法が考えられます。一つの方法は右岐路を進んだ先にチョコレートを置いておくことでしょう（注：ネズミはチーズよりもチョコレートが好きです）。この教育方法は「強化」に相当します。もう一つの方法は、左に進んだら電気ショックやネコの匂いなどの罰を与える方法です。こちらは「弱化」です。もしかしたら、強化と弱化を組み合わせる人もいるかもしれません。つまり、できたら報酬、間違えたら罰というコンビネーションの教育方法です。

いずれの方法が効果的かは、実験をすればすぐに実感できます。強化だけの場合がもっとも学習成績がよいのです。次によい成績が得られる方法が、強化と弱化の組み合わせ。弱化だけの場合はほとんど学習できません。

つまり、叱ってはいけないのです。理由は単純です。叱ると探索しようという意欲、つまり「自発性」が減ってしまうのです。はじめの一歩を踏み出さねば、学習することはできません。こうした点を見るにつけ、冒頭で挙げた「しつける」と「自発性を育む」は、実は、個別の教育方法ではなく、むしろ後者は前者に含有されるような不可分の教育スタイルであることが理解できます。

ともあれ、弱化（罰）よりも強化（報酬）が学習に有効であることは重要です。これを前提としたうえで、次に問いたいのが、報酬の与え方です。報酬はありさえすれば、どんな方法でもよいのでしょうか。

ハーバード大学のワムスレイ博士らが先月に発表した論文が示唆に富んでいます。[12] 博士らは65人の若者たちにテレビゲームで立体迷路を練習してもらい、翌日にどれほど覚えているかをテストしました。ここでは1日目の学習に三つの異なる条件を用いています。

① 成功したらそれに応じた報酬金が得られる。
② はじめに報酬金が一定額与えられ、失敗するたびにそこから減額される。
③ 報酬金なし。

実験を行うと、成績が一番よいのは①の学習法でした。これは予想通りでしょう。おもしろいのは②と③の差です。成績は③のほうがよかったのです。②では、たとえ最終的に報酬金を得られても（この意味では①と同じ条件のはずですが）、かえって成績が低下することがわかりました。つまり、報酬は存在しさえすれば、いつでも「強化」として作用するわけではありません。減点法で得た「残額」という報酬は、むしろ弱化として働くわけです。

日本人が英語を苦手とする理由の一つは「受験科目として扱われているから」だという主張があります。文法やスペルを間違えたら減点――。たしかに、こうした減点法をベースとした教育は、「コミュニケーションが楽しい」という言語本来の「加点法」の性質からはかけ離れています。これでは英会話の習得に必要な「自発性」が損なわれてしまっても不思議ではありません。

## 結婚後に絶望するカップル

結婚はこの上なく幸せなイベントで、楽観的な希望に満ちている。しかし、そのような前向きで明るい感情は、多くのカップルでは、しだいに不満と絶望へと変わってゆく[13]——。

そんな身も蓋もない事実の指摘から始まる論文を読みました。先月の「サイエンス」誌に掲載されたフロリダ州立大学のマクナルティ博士らの研究です。[14]

以前アメリカで「結婚によって得る喜びは、年収がどれほど増えたのに等しいか」というアンケートが行われました。すると、平均して4倍増という集計結果が得られました。現在、日本人男性の生涯未婚率は20％を超えていますが[15]（注：女性の未婚率は11％です）、結婚しないまま一生を終えるためには4倍稼がないと割に合わないということになります。

ただし、ここには新婚時の幸せが長続きするかという別の問題があります。それを追求したのが冒頭の論文です。マクナルティ博士らは、新婚135組を4年間にわたり追跡調査しました。

まずは意識調査。結婚に対するイメージを「満足vs.不満」「良vs.悪」など、反対の意味を持つ二つの単語から選んでもらいました。15個の質問を設けて集計したところ、結婚に対する印象は新婚時が最大で、その後みるみると減っていくことがわかりました。この事実は過去の別の統計結果からも知られていて、ここまではいわば再確認です。

今回の研究でマクナルティ博士らは、結婚後の変化がカップル毎に大きく異なることに注目しています。なかにはそれほど関係が悪化しない夫婦もいるのです。何がポイントなのでしょうか。博士らが目をつけたのが無意識の好感度です。

博士らは、新婚カップルに様々な写真を見せ、瞬時の心象を観察しました。写真の提示は0・3秒と一瞬です。その後できるだけ速く、写真に対する印象に近い単語を2択で選んでもらいました。このように瞬発力が要求される状況では、ウソをつくことができず、自動的に本心が表面化します。

写真の中にはパートナーに関係したものも含まれています。選ばれた単語と選ぶまでの時間を計れば、潜在意識でパートナーに対して、どんな印象を持っているかが赤裸々になります。

この調査から、無意識のレベルで相手に対してよくない感情を抱いているカップルほど結婚後に関係が悪化することが明らかになりました。逆に、意識にあがる好感度は決め手ではありませんでした。新婚生活の幸福度と、無意識のレベルの好悪《こうお》はまったく関係がありません。つまり、本人たちは「本心では気が合わない」という事実に気づいていないのです。

現在、新婚の3組に1組が離婚すると言われています。毎年23万組。約2分に1組が破局している計算になります。[16] 意外に思われるかもしれませんが、お見合い結婚は、恋愛結婚に比べて離婚率が低いことが知られています。熱く燃えた恋愛は、かえって相手の本質が見えないままの結婚へと誘《いざな》ってしまうのかもしれません。

また、同じ恋愛結婚ならば、一目惚れのほうが離婚率が低いことも知られています。一目惚れは損得ぬきの潜在意識による好悪判断であることを考えれば、マクナルティ博士らのデータとよく一致しています。

博士らはデータをさらに詳しく調べ、「潜在的に好意を寄せている相手は、結婚当初には知らなかった欠点が見えてきても、それを無視する傾向がある」と結論しています。

なるほど。イギリスの神学者フラーの有名な言葉を思い出しました。

——結婚してからは片目を閉じよ。

# ヒトの選択行動には重要な意味がある

簡単なクジ引きゲームから、ヒトの不可思議な行動原理が見えてきます。たとえば、AかBどちらか一方に１００円が入っている2択クジを選ぶことを考えてみましょう。AとBの当たり確率は同じではありません。Aが75％、Bが25％で当たるように設定されています。このクジを２００回連続で引いてもらいます。

当たり確率は参加者には知らされていません。情報がない状況でヒトがどのように決断してゆくかを観察すると、奥深い事実が浮かび上がります。ウィリアム・アンド・メアリー大学のパクリサヌ博士らの実験データを紹介しながら考えてゆきましょう。[17]

ゲーム開始直後はAとBのクジの両方を選びながら試行錯誤します。試行を続けると、獲得率がAとBとで異なることに感づきます。１００回ほど繰り返せば戦略がほぼ確定し、後半の１００回の選択率は安定します。多くの人はAを75％、Bを25％の確率で選択するようになります。なんと、当たり確率の設定値に一致するのです。

参加者はゲーム中に、統計分布を集計し、当たりクジの確率を推定しているわけではありません。おそらく「なんとなく」という直感に導かれてクジを選んでいるはずです。にもかかわらず、選択結果はズバリ現実の確率に一致します。脳は本当によくできた装置だと、改めて感心させられます。

さて、ここまでは、あくまでヒトの脳の話です。ほかの動物では様子が異なります。たとえばネズミで、同様な2択試験を行うと、ほぼ毎回Aを選ぶようになります。ひたすらAの一本槍ですから、なんともシンプルな行動です。

しかし「脳が小さいからネズミの意思決定は単純なのだ」と見下すことはできません。ヒトとネズミでどちらのほうが多く稼ぐかを考えてみましょう。全200試行のうち、戦略が確定した後半100回で計算しましょう。

ネズミは「75％×100％×100円」で7500円を獲得します。一方、ヒトは「75％×75％×100円＋25％×25％×100円」ですから、6250円しか手にすることができません。実はネズミの方法のほうが獲得金額が多いのです。

ヒトでも幼児はネズミと似た戦略をとります。3歳児では90％の確率でAを選択するのです。大人になるにつれて、行動が非論理的になり、成績が悪化します。

大人の選択根拠は、簡単にいえば「感情論」です。失敗に対する忌避感情が強いためAに決め打ちできないのです。当たり確率の高いAを選んでも外れてしまうことはあります。脳はこの小さな痛手を看過することができず、つい反対のBを選んでしまうのです。さらに都合の悪いことに、Bでもたまに当たりが出ることがあります。結局、AかBかを決めあぐねてしまうのです。

もちろん、この感情論を一方的にバカにすることはできません。現実の環境では、条件は一定ではなく、徐々に変化しうるからです。今はAが得策でも、知らぬ間にBのほうが高確率になっているかもしれません。もし命にかかわる重要な選択行動だったならば、100％決め打ちのネズミの戦略では、集団全体が全滅してしまう危険性がありま す。

こう考えると、一見理不尽なヒトの選択行動にも、重要な意味があることがわかります。私たちの非効率な行動は、進化的にあえて発達させてきたものなのでしょう。

だからでしょうか。理屈では説明のできない木偶《でく》の坊ぶりが、「嫌悪すべき非論理性」として集団から排除されることなく、ときに愛すべき「人間味」という絶妙な魅力を醸し出すこともあります。

# 我慢すると忍耐力が下がる

誠意、忍耐、正義、道徳、善意、自制心――。ヒトの社会性の根幹をなす「善」は、私たちの心に無尽蔵に備わっているのでしょうか。検証実験をいくつか紹介しましょう。

まずケース・ウェスタン・リザーブ大学のボーマイスター博士らの実験から[18]。博士らは実験参加者に、6分間のコメディーを見てもらい、その後、グリップ握力計を力いっぱい握るよう依頼しました。どれだけ長く力を込め続けられるかを測定したのです。

実験には二つのグループを設けました。一つはコメディーを見て、思う存分に笑ってもらうグループ、もう一つは笑うのを我慢してもらうグループです。さて、どちらのグループがグリップを忍耐強く握っていられたでしょうか。

正解は笑ったほうでした。笑うのを我慢したグループは、力を出していられる時間が20%も少なかったのです。この実験はもっと奥深く、笑うのを我慢するだけでなく、たとえば、目の前のチョコレートを食べずに我慢させた場合でも、同じように忍耐強く握り続ける時間が短縮しました。

つまり、ある物事を我慢すると、別の物事の忍耐力が下がってしまうのです。

さらにおもしろいことに、「6分間シロクマについて考えて」と依頼されるよりも、

「6分間シロクマについて考えないで」と依頼されるほうが、グリップを握る時間が短縮します。集中して考えるのは、もちろん労力を要するタスクですが、集中して「考えない」ようにするほうが、はるかに精神を消耗します。

この「消耗」という概念がポイントです。自制心や意志力は有限のリソースなのです[18]。この意味では、筋力と似ています。使えば疲弊する筋肉と同じように、精神力も無限に出し続けられるわけではありません。何かをがんばった後は、やる気や忍耐力、ときには道徳観さえ削がれます。これは「自我消耗」と呼ばれる現象です。

精神的に消耗すると、あれこれ考えるのが億劫になります。例はいくらでも挙げられます。試験が終わった後には、燃え尽きて、つい脱力してしまいます。重い責任の仕事が終わった後の打ち上げ会では、つい気が緩み、飲みすぎてしまいます。ダイエット中は怒りっぽくなります。異国への旅先ではつい財布のひもが緩みます（知らない土地は精神的負担となり判断力を低下させるからです）。

自我消耗は日常的に生じる現象です。朝から働けば、午後は疲れがたまっているものです。ハーバード大学のコーチャキ博士らが、巧みなゲームを通じて、ウソをつく回数を測定したところ、午後は午前よりもウソの頻度が20％増加することがわかりました[19]。

一般に、機嫌がよいときは「○○というよいことがあった」などと、その原因を具体的に特定できます。ところが、機嫌が悪いときは「とにかくムシャクシャする」と本人でさえ理由がわからないことも珍しくありません。そんなときは、きっと別の「何か」

を我慢して自我消耗しているのでしょう。

自我消耗を克服する方法があります。ブドウ糖の補給です。[18,20]

脳のエネルギーは主にブドウ糖です。今年4月の「米国科学アカデミー紀要」の論文で、オハイオ州立大学のブッシュマン博士らが血糖値とイライラ感（なんと「呪い人形に刺す針の本数」で計測しました）の関係を調べたところ、血糖値が低いときほど、怒りっぽくなっていることが判明しました。[21]実際、ブドウ糖を補給することで、自制心は見事に回復しました。

腹が減ると腹が立つ――。脳はエネルギーが不足すると忍耐力が減じて短気になります。上司に難しい案件を相談に行くときには、食後のほうがよい返事が得られるかもしれません。

ちなみに、若い人ほど自我消耗しやすいことが知られています。筋力とは逆で、忍耐力は、加齢と共に鍛えられてゆくようです。

# 失敗するほうが脳は学ぶ

何でも吸収して、すぐに学習できる——。優れた頭脳の典型像に思えますが、実は、脳にとって「学習が速くて記憶が正確」なことは、必ずしも好都合ではありません。

たとえば人を覚える場面。初対面の相手の顔や髪形や衣装の細部を写真のように素早く完璧に覚えたとしましょう。しかし再会したときには、同じ服を着ているとは限りません。髪形も変わっているかもしれません。この場合、前回の記憶と照合しても合致しませんから、「別人」と判定されてしまいます。これでは記憶としては役に立ちません。

そこで再会した目の前の人を、改めて当人だと正確に覚え直したら、今度は初対面時の記憶が別人になってしまいます。

結局のところ、見えている情報を、あたかも写真のように厳密に扱うのは、日常的な記憶としては無意味なのです。「見え」のどこに重点を置くべきかを、長年の経験を通じて習得しておかなくては、人や物を認識することはできません。

一般に、記憶は正確であっても、高速であっても不都合です。ゆっくりと曖昧に覚える必要があります。学習が正確すぎると、記憶の照合に齟齬《そご》が生じ、物の「同一性」を捉えることができません。学習が速すぎると、表面的な情報に流されてしまい、裏に潜む「本質」に迫ることができません。コンピュータは大量の写真データを、保存命令1回で完璧に長期保管します。この記憶方法では、ものごとの裏に潜む普遍性やルールを摑むことは難しいでしょう。

大人になると「最近どうも記憶力が悪くて」と嘆く方がいます。これは記憶能力が劣化したのではなくて、そう変化するよう積極的にプログラムされているのです。正確無比な記憶は、曖昧に覚えるよりも、演算としては遥かに低級です。

コンピュータプログラミングを行ったことがある人ならば理解いただけると思います。正確にデータを保管するのは簡単ですが、大人の脳のようなファジーな記憶をコンピュータで再現するのは、人工知能などのように相当に凝ったプログラミングが必要になります。

子どもから大人になるにつれて記憶力が曖昧になるのは、回路演算からみると、けっして退化ではありません。逆です。進化なのです。これによって応用性や融通性という大きな利点を獲得することができます。歳をとったほうが物の道理がよく理解できるのは、記憶の（良い意味での）経年劣化の恩恵なのです。

今月の「サイエンス」誌に発表されたジョンズ・ホプキンス大学のハーツフェルド博士らの研究を紹介しましょう[22]。脳は成功体験よりも、失敗体験からよく学習します。この原理をシンプルに応用した実験です。

目の前のコップに手を伸ばすのはやさしいことです。しかし、視野が10センチ右にシフトする特殊メガネを掛けたら、伸びる手は右にずれてしまいます。ところが脳は見事なもので、手を伸ばしつつ軌道を修正して、遠回りしながらも正しくコップに到達します。エラーを随時修復するのです。

この訓練を何度も繰り返すと、メガネを掛けたままでも、遠回りせずに最短経路で手を伸ばすことができるようになります。右にシフトした世界観に慣れ、意識することなく自然と生活できるのです。

おもしろいことに、右ずれメガネを掛けた生活に適応できるようになった後には、逆の左ずれメガネにも素早く順応できるようになっています。

さらに重要なことがあります。右ずれメガネ、正常メガネ、左ずれメガネの3種を、毎回ランダムな順番で掛けて、手を伸ばす訓練をしても、最適軌道をきちんと学習できるのです。ただし、いま掛けているメガネのタイプがわからないため、どうしても失敗の回数が増えます。この学習では、さらに「ゆっくり」と習得しなくてはなりません。

これは冒頭の話と一致します。記憶はゆっくりと曖昧に習得してこそ意味があるのです。そのほうが、脳が失敗経験を通じて上手に学習することができるのです。

こうした実験データから、ハーツフェルド博士らは「脳は今回の失敗を過去の失敗経験に照らして上手に認識することで上達する」と結論しています。なるほど、含蓄のある言葉です。

この論文を読んで「プロとはその道のあらゆる失敗を知っていることだ」という恩師

の言葉を思い出しました。結局のところ、脳の学習は消去法なのです。

——私は一度も失敗したことがない。単に何万通りものうまくいかない方法を発見しただけだ（トーマス・エジソン）。

# 見えない相手を下に見る脳のクセ

かつてレバノンに行ったとき、シリアとの国境にまで足を延ばしました。この地域は、砂漠の多い中近東エリアでは珍しく肥沃《ひよく》な高原で、紀元前12世紀のフェニキア時代から繁栄してきました。私が訪れた場所は、時代が下ってローマ時代に建設された遺跡バールベックです。

この遺跡で驚いたのは、ジュピター神殿を支える「トリリトン」と呼ばれる三つの巨石です。世界に目をやれば巨石文化は決して珍しくありません。古代エジプト文明やインカ文明でも驚くような巨石が使われています。しかし、バールベックの巨石は破格です。長さは18メートル、高さと幅は4メートル、重さは970トン。世界最大の建材用切石です。

石切り場の岩山から遺跡まで約1キロメートルの距離があります。どのように運んだのでしょうか。丸太に載せて綱で引くというのが、当時の運搬方法です。しかし、この巨石を動かすには、1万5千人が必要です。そんな大人数をどうしたら配置することができるのでしょうか。仮に配置が可能だったとしても、そもそも巨石の重量に耐える綱や丸太はあるのでしょうか。現代最高の土木技術でさえ、積むことはおろか、運ぶこともかなわないとされています。

ちなみに、石切り場には2千トンの巨石が切り出され、中途半端に放置されていました。当時の人々も、さすがにこれは運ぶことができなかったようです。

ほかにも古代技術のレベルの高さに驚かされた逸品に出会ったことがあります。アテネ国立考古学博物館で見た「アンティキティラ島の機械」です。発見当初は玩具かと思われ放置されていた歯車装置は、後に天体運行の計算機であることが判明します。うるう年や月の満ち欠けのみならず、惑星位置や日食月食までが計算できるのです。コペルニクスの地動説から遡ること1600年。古代ギリシャの傑作です。

もっとシンプルな奇跡としては、コスタリカ国立博物館で見かけた「石球」があります。大小さまざまな古代の石は、ほぼ「真球」です。大きい物では重さ25トン。どんな技術を用いればこれほど完璧な球体を高精度に作ることができるのかはわかっていません。いや、そもそも何のために石球が使用されたのかさえ不明なのです。不思議な遺物です。

アメリカの作家アイヴァン・サンダーソンは、このように時代にそぐわない高度な出土品を「オーパーツ」(Out-of-place artifacts)と呼びました(注：正式な学術用語ではありません)。私はオーパーツを見て、古代の技術や生活に想像を掻き立てるのが好きです。

しかし、そんな想像を膨らませていたある日、ふと気付きました。オーパーツを見て感心するのは、「当時そんな技術があるはずがない」と古代人を見下す、下劣な優越感が下地にあることを。

彼らも、私たち現代人と同じホモ・サピエンスです。同じ脳を持ち、同じように器用で、同じように創造的だったはずです。自分たちより「劣っている」と判断する根拠はありません。

見えない相手をつい見下してしまうのは、悪しき脳のクセです。

かつて日本が真珠湾攻撃を仕掛けたとき、「チビで貧乏な黄色猿が、大洋を越えて空爆できるはずがないと油断していた」とするアメリカ側の記録が残っています。結局、アメリカでは当時の反省は生かされず、2001年には同時多発テロの被害に遭います。専門家たちも、イスラム過激派がこれほど大規模で精巧なテロを実行できるとは思いもよらなかったそうです。

このように相手を見下す傾向は、もっと身近なところでも普遍的に見られます。たとえば私は小学生の頃、隣のクラスの生徒は、自分のクラスのメンバーよりも、無個性で平凡な集団であるように感じたものです。これは「外集団同質性バイアス」と呼ばれる脳のクセです。[23] 見えない相手をつい見下してしまうのは、いわば脳の本質的な性癖です。

そもそも、「オーパーツ」という単語が存在すること自体、私たちが高所でアグラをかいている証拠でしょう。地域や時代を超えて人々が理解し合うためには、自分の内面に宿った醜怪な自尊心に、まず気付かねばなりません。

# 「おとり効果」の上手な使い方

リンゴが売られています。2種類のセットAとBがあります。中身は同じリンゴですが、個数と値段が異なります。

A　20個で3000円
B　30個で4000円

どちらを買うかは人によって様々でしょう。量が欲しい人はセットBを選ぶでしょうし、手持ち金に限りがあり、総額が安いほうがよい人は、Aを選ぶかもしれません（単価はBのほうが安価ですが）。

さて、このフルーツ屋の経営者は、お客さんにできるかぎりセットBを買ってもらって、販売個数を伸ばしたいと考えました。あなたならばどうしますか。

もっともシンプルな方法は、新たな選択肢Cを用意することです。たとえば、

A　20個で3000円
B　30個で4000円
C　25個で4500円

などが考えられます。この3択では、どれを買いたくなりますか。この場合、先ほど

の2択よりも、セットBを選ぶ率が上昇することが知られています。

まず確認したいことは、セットCを選ぶ人はいないだろうということです。セットCは個数や値段でAやBよりも劣っています。つまり、セットCはあってもなくても意味がなく、選ばれる標的としては機能しません。にもかかわらず、ほかの選択肢に対して間接的に影響をあたえて、購買傾向を変化させるのです。なぜでしょうか。

よく見ると理解できます。セットBは個数も多く、値段も安く、その両面でセットCに勝ります。一方、セットAは値段ではセットCに勝っていますが、個数はセットCのほうが上です。つまり、セットBは全面勝利なのに対し、セットAのCに対する優位性は部分的です。結局、新たに加わった選択肢Cが参考対象の基準となって、セットBが選好されるようになります。このように一見無意味な選択肢を挿入することで人々の行動が変化することを、「おとり効果」と呼びます。[24]

再び問題です。では、先ほどとは逆に、セットAを多く買ってもらい、1個あたりの利益を伸ばすためには、どんな選択肢を増やしたらよいでしょうか。

原理がわかった今ならば簡単でしょう。新たにセットを用意して、たとえば、

A　20個で3000円

B　30個で4000円

C　15個で3500円

とする方法が考えられます。新しい選択肢に比べて、個数と値段の両者で優れている

のはセットAです。セットBは値段で負けています。実験を行うと、実際にセットAの売り上げが増えることが確認されています。

おとり効果を鮮やかに利用した販売実験が、マサチューセッツ工科大学のアリエリー博士らによって行われました。[25]経営学を専攻している学生に英誌「エコノミスト」を定期購読してもらったのです。購読にはウェブ媒体と印刷媒体の2種類があります。そこで、

ウェブのみ　＄59
冊子のみ　＄１２５
冊子＆ウェブ　＄１２５

という価格設定にしました。すると84％の学生が冊子とウェブの同時購入を選びました。たしかに「お得感」があります。ところが、

ウェブのみ　＄59
冊子＆ウェブ　＄１２５

という二つの選択肢にしたら、冊子とウェブの同時購入は32％にまで減少しました。もうおわかりでしょう。「冊子のみ」は、おとり選択肢だったのです。

人の選択は、理詰めではなく、驚くほど感覚的で、ときに不条理です。似たような戦略は身近でも頻繁に見られます。たとえばレストランのメニューでは、

カレー　￥１０００

特製カレー　¥1500

の2種だけよりも、

カレー　　　¥1000

特製カレー　¥1500

極上カレー　¥3000

とあったほうが、特製カレーを頼む人が増えるのです。

# プラセボ効果の利用は善か悪か

これぞ夢の未来型マシン！　そう呼びたくなるような「脳の性能を増強するヘルメット」がついに開発されました。ブリュッセル自由大学のマガルヘス博士らが先月に発表した成果です。[26] まだ特定のテストで試行されたのみではありますが、確かに効果があるようです。

博士らが行ったテストはストループ試験です。たとえば、次の漢字が書かれている文字の「色」を答えてください。

1. 白
2. 黒

うっかり文字の読みに釣られがちですが、答えは「1・黒、2・白」です。漢字を無視して文字の色を正しく答えるためには強い集中力が必要で、真剣にやっても平均4％ほど間違えてしまいます（注・実際のストループ試験では赤青緑などのカラフルな色を用います）。

マガルヘス博士らは、ストループ試験の成績を向上させる電気ヘルメットを開発したのです。28人のボランティアで試行したところ、頭にかぶるだけで、間違える率が4％から2％に減りました。

ここまで読んだ皆さんはすでに感づいておられるかもしれません。実は、博士らのヘルメットは偽物です。そんな誰もが欲しがる、手軽な脳増強装置などあるはずがありません。博士らは、一般医療用の脳波計を「これは新開発の装置で、能力を高める効果が確認されています」と偽って装着してもらったのです。それだけで成績が向上したのです。逆に「この装置を使用すると、脳が攪乱《かくらん》されて成績が下がります」と言われた場合は、点数が低下しました。

専門家の言葉を信じることで現実にその通りになる現象を「プラセボ効果」と呼びます。[27]この効果は薬でよく知られています。偽物の薬にもかかわらず、信頼している医者から処方してもらうと実際に効くことがあるのです。さすがに骨折や脳出血をプラセボ効果で治すのは難しいですが、うつ病や痛み、それに記憶力やヤル気など、心理要素が絡む症状についてはしばしば効果を発揮します。

プラセボ効果は医薬品に限りません。ジョンズ・ホプキンス大学のスターツ博士らは、冷水に我慢して手を浸けていられる時間を測定したところ、「冷たい水は健康にいいですよ」と説明すると忍耐時間が2倍に延びることを発見しました。[28]特殊な薬や装置でなく、日常的な物について口頭で暗示するだけでも効果があるのです。

こうしたプラセボ効果には、常に、倫理的な問題がついてまわります。――プラセボ効果を利用した治療は善か悪か。

虚偽の説明をしているからには一種の「詐欺」であることは確かです。しかも、偽の薬や装置が高価であるほどプラセボ効果が強まることから、反社会的流通の温床にもなると危惧されています。

一方、「効果があるのだから問題ない」と支持する意見もあります。結局のところ、プラセボ効果は、宗教と科学の境界線に位置する浮島だといってよいでしょう。

化粧品関連の仕事をしている知人にこの話をしたら、次のような言葉が返ってきました。

「化粧品も値段が高いことに意味がある。低価格の化粧品は同じ成分であっても商品としての価値は低い」

こう続けます。

「そして効きすぎてもいけない。仮に一回で美人になってしまったら、それでおしまいだ。もう商品は売れない。効きそうで効かないことが重要なのだ」

作るのも人、使うのも人――。心理性生物であるヒトが干渉しあう以上は、双方の丁々発止は今後も続くのでしょう。

# 「サービス精神」はほどほどに

カウンター酒屋の雰囲気が好きで、ときに一人で呑みに行きます。メニューを眺めながら、酒に合った季節の一品を選び、密かな悦に入ります。

器用貧乏という言葉があります。私の場合は、メニューの豊富さは、店を評価するための重要なポイントにはなりません。何でも料理できるという万能な料理人よりも、たとえ品数は少なくとも、一品一品を精魂込めて作ってくれる料理人のほうが、私の性に合うようです。

ラーメン屋も同じです。沢山のメニューが用意されている店よりも、「うちは塩ラーメン一本だよ」と言ってもらったほうが、こだわりにも信頼がおけますし、スカッと気持ちがよいのです。

選択肢の数に関するおもしろい研究があります。コロンビア大学のアイエンガー博士らの実験です[29]。実験は、ジャムの試食販売をする特設ブースで行われました。ブースに並べるジャムの種類の総数を変えたとき、客の反応がどう変化するかを確かめたのです。

実験では、全6種のジャムを売る場合と、全24種を売る場合を比較しました。

ブース前を通りかかった客が足を止める確率は、予想通り、品数が豊富なブースのほうが高くなりました。色とりどりの商品が並んでいたほうが目立つからでしょう。24種の場合は60％の通行人が立ち止まりましたが、6種の場合は商品を見てもらえる確率は40％にとどまりました。

ところが、実際に商品を買ってもらえる率は逆でした。24種のブースでは、立ち止まった人のうち3％しか購買に踏み切らなかったのに対し、6種のブースでは30％もの人がジャムを買ってくれました。結果として、陳列する商品の種類が少ないほうが、7倍近い売り上げをあげたのです。

アイエンガー博士らは、この実験結果から「人が同時に処理できる情報量には限界がある。許容量を超えると選ぶことができなくなり、結局、購買意欲そのものが低下してしまう」と述べています。また、種類の少ないブースのほうが、買った人の満足度も高いというデータが出ています。選択肢が絞られていることで、選ぶ際に心理負担がかからず、「スムーズに選んだ」という実感が生まれるのでしょう。

こうした現象が生じるのは購買行為だけではありません。アイエンガー博士らは、大学の講義でも似た実験を行っています。社会心理学の授業で学生たちにレポートを書かせました。用意された複数のテーマから、好きなものを自由に選んでエッセイを書いてもらうという課題です。用意したテーマの数を、6個の場合と30個の場合を設定しました。するとレポートの提出率が、6個の場合は74％でしたが、30個では60％にとどまりました。さらに、レポートの点数も6個から選択したほうが6％ほど高い成績を残しました。

ついつい「サービス精神」という名分のもとに、より多くの選択肢を用意したくなるものです。そのほうが相手をもてなしている気分になるかもしれませんが、それは偽善的な自己満足です。

私は大のクラシック音楽愛好家です。そういえば最近、収集したＣＤが増えすぎたせいか、「さて、今日は何を聴こうか」とＣＤ棚の前まで行くものの、なかなか選べず、結局は何も聴かずに過ごしてしまうことが増えたような気がします。

# 笑って楽しい人生に

今年は積極的に笑う一年にしよう——そんなふうに思いつつ新年を迎えました。「笑う門には福来る」とあるように、笑顔でいればきっとよいことがあるだろうと思うからです。

そんな抱負を掲げた理由は、現状が正反対だからにほかなりません。最近、笑うことが減ったことに、ふと気づいたのです。

子どもの頃は、それこそオシッコをチビりそうなほど大笑いしたものです（笑って失禁するのは「腹圧性尿失禁」と呼ばれます）。最近は、あんなふうに心の底から笑い転げることはめっきり減ってしまいました。

もちろん今でも楽しい瞬間がないわけではありません。たとえば、研究で最も感激する場面は、なんといっても新しい発見があったときです。このときばかりは最高の笑顔になります。しかし、新発見を歓迎する一方で、現実を冷静に見つめる自分がいるのも事実です。——この発見からどんな新法則が導かれるだろうか。どのタイミングで学会に発表しようか。論敵を納得させるにはどう論文を組み立てるのが最適だろうか。この発見をもとに新たな研究費を獲得するにはどんな戦略が効果的だろうか。同僚はこの発見に嫉妬しないだろうか。

あれやこれやと考えが脳裏をよぎり、無条件に喜ぶことはできません。「それが大人になるということだ」と言われそうですが、それだけの理由で笑顔を失うのは、なんとも残念です。

こんなことをつらつらと考えるようになったのは、先月発表された「ジェロトフォビア」に関するチューリリヒ大学のプラット博士らの論文を読んだからです[30]。ジェロトフォビアは「被笑恐怖症」と訳されます。要するに、笑われるのが嫌いな人々を指してこう呼ぶのです。

2012年の世界的調査によると、人口の7%ほどがこの症状に該当するそうです[31]。私は自分がそうだとは認識していなかったのですが、「ジェロトフォビアの人は普段からあまり笑わない傾向がある」というデータを見たとき、自分も該当する可能性があると感じました。

笑われるのが怖い人は自分からもあまり笑いかけないだけでなく、仮に笑うにしても、笑うまでの反応が遅く、笑っている時間も短い傾向があるそうです。結局、楽しさの最大到達度は低いままです。

また、人がせっかく親しげに笑いかけてくれているのに「その笑顔には裏の意味があるはずだ」と勘ぐる傾向もあるようです。私も思い当たらないわけではありません。

私の場合は職種とも関係がありそうです。

私の仕事は教育職です。現場では学生を「褒める」ことは仕事のひとつです。最高の出来栄えというほどでなくても、少しでもよいことを見つけては積極的に褒めてやります。学生を鼓舞することは、当人だけでなく教育現場の雰囲気を向上させるためにも有効だからです。要はお世辞です。内心では「もっとできるだろう」と嘆きつつも、表面では「よくやった」と手放しで褒めてやることが、しばしばあるのです。

そんな半ば偽善的な日常を過ごしていると、今度は他人から褒められても「どうせお世辞だろう」と思うようになります。他人の笑顔を必ずしも心地よく感じない私の傾向は、残念ながら職業病かもしれません。

ジェロトフォビアの人は一般に、人生の満足度が低いことが知られています[31]。自分が笑わないことで幸せを逃してしまうとしたら、もったいないことです。ならば積極的に笑おうじゃないか。腹圧性尿失禁になるほど脳天が弾けるような幼少時代の笑顔とまではゆかずとも、意識して笑顔を増やすだけで、人生の質が向上するのならば、ずいぶんと安いものです。

# II

# 記憶とは何か

# ぼうっとすることが記憶力を高める

ある昼下がり。ぼうっと物思いに耽《ふけ》っていると、突然チョークが飛んできました。我に返れば、そこは小学校のクラス。国語の授業の真っ最中でした。先生が顔を赤らめて叫びます。

「池谷っ！　何をボケッとしている。訊かれた質問に答えなさい！」

授業中に思考緩怠《かんたい》に陥るのは、私の悪いクセでした。現在でも講演やセミナーで同じ傾向があります。

ところで、「チョークが飛ぶ」と聞いて驚いた人もいるかもしれません。当時はゲンコツやビンタなどの体罰は日常的でした。竹刀やハリセンを授業に携帯する教師もいたほどです。時世なのでしょう。それほど問題視する社会的風潮はなかったように記憶しています。

現在、私は教育者として、体罰に反対の立場をとっていますが、その一方で、最近の教育現場は、体罰に対して過剰に敏感になっているようにも感じています。特に敏感に反応するのは、生徒です。「あっ！　体罰だ。言いつけてやる」と先生を脅す場面も珍しくないようです。ただし実際には、親に言いつけたところで「うちの子に手を出すとは！」と憤慨する親よりも、むしろ、「うちの子が迷惑をかけたようで」と謝りに来る親もいると聞いています。結局、行き過ぎてしまう人が、教師側にも保護者側にも少数いるということが問題なのでしょう。

おっと、話が脱線しました。冒頭の話題に戻りましょう。

ぼうっとしている私が悪いのは間違いないのですが、とはいえ今の私ならば、科学的根拠を示して自己正当化することもできます。なぜなら、ぼうっとしている時間には利点があるからです。ヘリオット・ワット大学のデワール博士らが先月に発表した論文を紹介しましょう。[32]

実験参加者70人に単語を暗記してもらいました。モニターに「日光」「駅」「専門家」などの日常的な単語が15個表示されます。表示時間は各1秒です。

その後15分経ってから、単語を思い出してもらいました。さて、いくつ思い出せるでしょうか。

参加者は、回答までの15分の過ごし方によって、二つのグループに分かれます。一つは、何もせずにぼうっと待っているグループです。部屋の電気を消し、携帯電話や新聞・雑誌など一切を禁止しました。もう一つは作業をして過ごすグループです。ここでは「間違い探しのイラスト遊び」を行ってもらいました。

結果は、ただぼうっとしていたグループは平均70％ほどの単語を思い出せたのに対し、作業をして過ごしたグループの平均正答率は55％以下でした。7日後に再び思い出してもらっても同じで、ぼうっとしていたグループは依然50％近い単語を覚えていましたが、作業をしていたグループの正答率は30％に低下してしまいました。

つまり「ぼうっとしている」のは、怠惰《たいだ》なようでいて、直前に習得した情報を記憶に定着させる大切な「脳作業」なのです。

今回のデータは、61歳から87歳という比較的年齢の高い者を対象とした実験ですが、「若者から高齢者まで幅広く見られる普遍的な現象だ」とデワール博士らは述べています。

というわけで、小学生だった私が授業でぼうっとしていたことも、単に「気が抜けてサボっていた」と切り捨てることはできず、記憶を定着させるための積極的行為だったかもしれないわけです。もちろん「定着させるべき内容をしっかりと学習してからぼうっとせよ」と言われれば反論できませんが。

# 「へえ！」は記憶に残る

名画「モナリザ」で有名な巨匠レオナルド・ダ・ヴィンチ。彼は画家のイメージがありますが、「即興歌手」でもありました。

実際ダ・ヴィンチは才能溢れる音楽家で、歌や竪琴リラの名手だったのです。30歳でミラノのスフォルツァ宮廷に招かれたのも、実は、画家としてではなく、楽才を認められてのことでした。当時の文書には「絵画にも非凡な能力がある」と併記されています。つまり、音楽が本業で、絵画は副業だったのです。

そんなトリビア（雑学的知識）を聞くと「へえ！」と感じます。トリビアを知るのは楽しいものです。いや、単に楽しいだけではありません。記憶にもよいのです。興味をもった知識ほど、よく覚えていられるものです。

「興味あるものはなぜ記憶に留まるのか」を問うた研究が発表されました。今月の「ニューロン」誌に掲載されたカリフォルニア大学のグルーバー博士の論文です。[33]

博士らのデータによれば「興味のある〝対象〟は記憶によく残る」は厳密には正しくないようです。詳しく説明しましょう。

博士らは112個のトリビアの設問を用意しました。たとえば「幕の内弁当の語源は何？」「新幹線が開通したときの首相は誰？」などです。こうしたトリビア設問が「どれほど面白そう」か、つまり、答えをどれほど知りたいかを点数付けしてもらいました。解答は10秒後に示されます。

一連の実験が終了したあとに、トリビア設問の答えをどれほど覚えているかをテストしました。多数のトリビアが一気に出ましたから全部は覚えきれませんが、興味をもったトリビアは71％の確率で思い出せるのに対し、興味がないトリビアの正答率は54％に留まりました。たしかに興味をもつと記憶に留まるというわけです。

グルーバー博士らは、実験中にある工夫を凝らしていました。トリビア設問が画面に表示されてから解答が出るまでの10秒の待ち時間に、顔写真を2秒間表示したのです。トリビアとは関係のない様々な人物の顔です。そして、すべての実験が終わったあとで、抜き打ち試験を行いました。表示された顔をどれほど思い出せるかをテストしたのです。すると、興味をもったトリビア設問後に表示された顔は、そうでないときの顔よりも4％多く思い出せることがわかりました。1週間後に想起テストをしても、やはり4％の増強が維持されていました。4％とはわずかな違いのように思えますが、何日にもわたって効果が継続することを考えると、無視できない効果です。

こうしたデータから、興味をもっているときには、興味の対象だけでなく、周辺の無関係な物も記憶に残ることがわかります。たとえば、学校の授業では、教師たちが雑談を交えて講義をしますが、こうした工夫は、単に飽きさせない以上の効果があると言えます。

博士らは脳の活動も記録しています。興味をもっているときには、好奇心や快感を担う腹側被蓋野《ふくそくひがいや》や側坐核《そくざかく》に加えて、記憶を担う海馬の活動も高まっていました。ちなみに、海馬の活動には個人差もありましたが、海馬の活動が強い人ほど、顔を正しく思い出すことができました。

ダ・ヴィンチは「食欲がないのに食べると健康を損なうように、興味がないのに勉強しても記憶に留まらない」と言っています。この言葉を注意して読んでください。「覚えたい対象に興味をもて」でなく、「興味をもっているときに勉強せよ」と主張しているのです。さすがダ・ヴィンチ。正鵠《せいこく》を射た表現です。

# 睡眠学習は効果あり！

睡眠学習に効果があることが証明されました。先々月に発表されたフリブール大学のラッシュ博士らの研究です。[34]

「睡眠学習が有効なことは1920年代から知られているではないか。[35]なぜ今さら？」と感じたかもしれません。寝ている間に外国語を聴くだけで習得できるという、いわゆる「睡眠学習」は、1970年代に全国的なブームになりました。しかし、今では効果が否定されていることを知っている人はどれほどいるでしょうか。研究者によっては「声が流れていると安静な睡眠を妨げるのでむしろ逆効果だ」と主張する人もいます。

では、どうして今さら、「効果がない」という結論がひっくり返ったのでしょう。記憶研究の近年の経緯を説明しなくてはなりません。

睡眠中は、その日に経験したことが、脳内再生されます。この事実はネズミの実験から発見されました。[36]ネズミに迷路を何度も解かせると、迷路内で活動した神経細胞が、睡眠中に再活性化するのです。これは20年前の発見です。その後、この睡眠中の再生は予想以上に「正確」であることが判明します。[37]つまり、睡眠中の脳活動パターンを見るだけで、そのネズミが迷路内のどの経路を選んで通ったのかを、ほぼ正確に「逆算」できるのです。驚くべきは、その再生スピードです。実際に迷路を解く際に通った速度の数十倍で高速再生されていました。

この高速な経験再生が、脳の中でも、主に海馬で生じるという事実が、研究をさらに進展させることになります。海馬は記憶に関与する部位です。当然、脳内再生が、記憶の鍵となっていると考えるのが自然です。

そこで、脳内再生を止めたらどうなるかを調べる実験が行われました。迷路の訓練をしたネズミの脳で、睡眠中に再生が生じるタイミングを見計らって、リアルタイムで電気攪乱して再生活動を破壊したのです。すると、ネズミは迷路を上手に覚えることができませんでした。この事実から、海馬が睡眠中に何度も「復習」することで、その日の出来事を記憶として定着させていることがわかります。

そして、最後の決め手となる事実が２０１２年に発見されます。[38] ネズミが迷路を解いているときに「音」を聴かせてみたのです。この実験では、２種類の迷路を覚えている最中に、迷路ごとに異なる音を使用しています。その後、睡眠中にどちらか一方の音を聴かせると、その音に関連したほうの迷路の記憶が、頻繁に脳内再生されることがわかりました。寝ている間に外部から音を聴かせることで、脳内再生の回数を制御できるということです。この人工制御は、ノンレム睡眠と呼ばれる深い睡眠時でのみ可能でした。

こうした背景を受けて行われたのが、冒頭で紹介したラッシュ博士らの実験です。博士らは、ドイツ語を母国語にする68名を集め、（彼らにとっては外国語となる）オランダ語の単語を、120個覚えてもらいました。勉強は22時からはじめ、23時には就寝します。そして、ノンレム睡眠の間だけ、覚えた120個のうち、半分に相当する60個の単語を音声で流しました。すると、ノンレム睡眠中に聴いた60個は、聴かなかった残りの60個に比べ、テストの点数が10%ほど高いことが判明しました。

寝ながら学習できるのは魅力的です。今後の教育応用に期待できる科学的戦略であることは間違いなさそうです。ただし、ノンレム睡眠中のみに聴かないと効果がないことから、かつて流行った「睡眠学習メソッド」よりも手の込んだ仕掛けが必要になります。これを実現するスマートフォンのアプリがあれば使ってみたいものです。

## 記憶の持続にカフェインが効く

コーヒーの成分カフェインに記憶力増強効果があるというデータが発表されました。ジョンズ・ホプキンス大学のヤッサ博士らが先月発表した論文です。[39] カフェインには神経興奮作用がありますから、記憶力アップはいかにもありえそうな話です。しかし、意外と奥深い発見でした。

たとえば皆さんは、東日本大震災の当日、ランチに何を食べたでしょうか。覚えている人もいるでしょう。ちなみに私は研究室の近くの食堂で蕎麦を食べました。

蕎麦を食べることは珍しいことではありません。普通ならば忘れてしまうような日常の一齣《ひとこま》です。ところが、その後、午後2時46分にあの惨劇を経験することになります。

このように後に印象に残る出来事があると、時間を遡って事前に経験した情報が、記憶として定着されます。「行動タギング」と呼ばれる現象です。[40]

不思議なことです。蕎麦を食べた時点では、脳はこの情報を覚えておくべきか否かは判断できません。その後に「事件」が生じてはじめて、記憶として「定着すべし」とみなされるわけです。

こうした事実から、日常的な情報であっても、しばらくは脳内で「保留」され、記憶

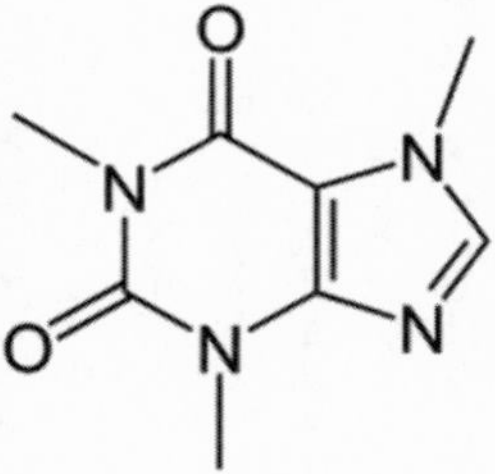


カフェイン

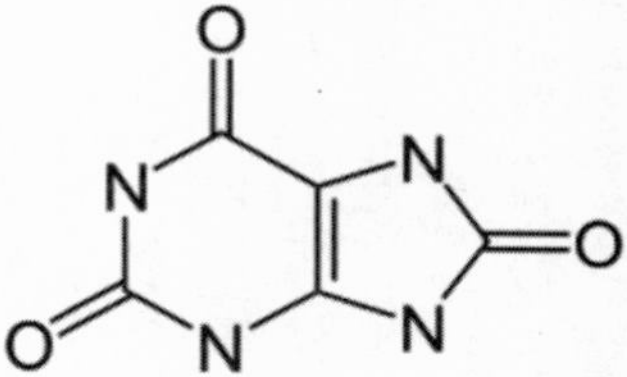


尿酸

されるべきか否かの判定を待っていることがわかります。
記憶には少なくとも三つのステップがあります。
1. 獲得(情報の仕入れ)
2. 固定(情報の定着)
3. 再生(情報の想起)
です。このどれが欠けても記憶は成立しません。逆に、どのプロセスを促進しても記憶は増強されます。東日本大震災のケースでは、普段なら忘れてしまう記憶が定着されたのですから、「固定」が促進されたことになります。

ヤッサ博士らの発見のポイントもここにあります。カフェインも固定プロセスを促進するというのです。実験の結果、勉強をした「後」にカフェインを摂取すると、記憶したことを長期間覚えていられることがわかりました。

コーヒーといえば、眠気を覚ますために勉強「前」に飲むイメージがありますが、勉強「後」に飲んでも効くというわけです。

ところで、カフェインとともに注目を集めている物質があります。「尿酸」です。尿酸は、いわゆるプリン体で、痛風の原因となる物質として有名です。

実はカフェインもプリン体です。カフェインと尿酸の化学構造はそっくりです（前ページ図）。おもしろいことに、カフェインも尿酸も、動物に注射すると、運動量が上がり、活発に動きまわるようになります。[41] 知り合いの脳研究者が「痛風を治療するために、薬を飲んで尿酸値を下げると、テンションまで下がってしまう」とボヤいていましたが、根拠のない話ではないでしょう。

エラスムス大学のブリートラー博士らは大規模な調査を行い、尿酸値の高い人は、記憶力や認知機能が高く、また将来に認知症になる危険率が低いことを、慎重なデータ解析によって証明しています。[42]

アレクサンダー大王、ミケランジェロ、ダ・ヴィンチ、ゲーテ、ニュートン、ダーウィンなどの天才たちは、痛風に悩まされていたという記録が残っています。もちろんこの事実だけでは痛風と才能の因果までは特定できませんが、想像を掻き立てられます。

ただし、尿酸は痛風だけでなく、血管細胞や免疫細胞を刺激して心血循環系へ有害な作用ももたらしますから、尿酸値の高い人は要注意であることは変わりません。

なお、厳密にいえば、カフェインと尿酸とでは薬理作用が異なります。カフェインは直接的に神経興奮を導きますが、尿酸は抗酸化作用を介して脳機能を向上させるのだろうと考えられています。

# 記憶が蘇る薬を発見!

最近、私たちの研究室で、記憶を蘇らせる薬を発見しました。詳しいことはまだ書けませんが、効果は劇的です。動物実験はもちろん、ヒト試験でも、驚くべきことに、忘れてしまった昔の記憶を、薬を飲むだけでスムーズに思い出すことができるのです。

この事実から、忘れた記憶は完全に消え去ってしまったのではなく、脳のどこかに蓄えられているということがわかります。脳回路に痕跡《エングラム》が残っているのに、「心」がその情報にアクセスできないために、表面上、「忘れた」という症状に陥っているだけなのです。

「忘」という漢字は、「心を亡くす」と書きます。見事です。なくなっているのは「思い出す心」であって、脳情報そのものではありません。

現在の脳研究では、脳内に保管された情報へのアクセスを遮断させる新たな「記憶」ができることで、「忘れる」という現象がおこると考えられています。つまり、忘却とは「思い出すな」という別の形の記憶が脳回路に保存されることで成立する前向きな現象だというわけです。こうしたタイプの記憶を「消去記憶」と呼びます[43]。

では脳には、どこまで古い情報が残っているのでしょうか。1年前でしょうか、10年前でしょうか。ヒントは、催眠術の実験から得られます。

熟達した術者が誘導すれば10％ほどの人が簡単に催眠状態になります。すると、さまざまな行動を引き出すことができます。

催眠術のなかでも「退行実験」はもっとも興味深い現象の一つです。退行実験とは時間を遡行させる誘導術のことです。自分が高校生だった頃を思い出してもらうと、仕草や言葉遣いが高校生らしくなり、当時の家族構成や交友関係、経験した出来事を話しはじめます。中学生や小学生だった頃を思い出してもらっても同様です。

こうして幼若期へと遡っていくと、当人が「覚える」という自覚のない昔の記憶までが読み出されてきます。想起した内容を両親や周囲の者に事実確認すると、当たっていることも珍しくありません。

どうやら、想像以上に古い痕跡が脳回路に眠っているようです。昨年に発表された乳児に関する論文を二つ紹介しましょう。

まずは、イタリア国際先端研究所のモンティロッソ博士らの研究から。博士らは、生後4カ月の乳児のストレス反応を測ることで、記憶を追跡しました。[44] たとえば、泣いているのに親が反応してくれないという状況は、赤ちゃんにとって大きなストレスです。

実験では、10分間そんなつらい経験をさせたあと、2週間後に再び同じ経験をさせました。すると、初回の経験時にくらべ、ストレスホルモンの反応が変化していました。つまり、先週受けたストレスを今でも「覚えている」ということです。変化の様子は乳児ごとに異なりましたが、わずか4カ月齢の赤ちゃんでも、経験したことが記憶となって脳回路に刻まれることの紛れもない証拠です。

これで驚いてはいけません。ヘルシンキ大学のパータネン博士らは、なんと「生まれる前の記憶」さえ残っていることを証明しています。[45]妊娠後期に母親の体外から「キラキラ星」のメロディを週5回聴かせ続けたところ、生後4カ月になっても、「キラキラ星」を聴いた時にだけ、脳波に反応が現れることがわかったのです。この実験データは、私たちが「記憶」と聞いて一般に想像するよりも、はるかに古くからの経験が脳回路に刻まれていることを示しています。さすがに「前世」とまではいきませんが、少なくとも胎児の頃の記憶は残っているわけです。

記憶は私たちの個性そのものです。私たちは自分の「記憶」に基づいて、感じたり、考えたり、判断したりしています。だから私の記憶は、私の人格そのものです。誕生前から少しずつ貯蓄してきた大切な宝物です。

そして忘れてはなりません。今この瞬間もまた、新たな記憶を脳回路に添えて、未来の自分に送っています。「生きる」とは、言い換えれば、過去の自分を現在の自分で味付けして未来の自分に託すことなのです。

# 散歩は記憶力を高める

『土佐日記』『東海道中膝栗毛』『奥の細道』など、古くから多くの紀行が残されています。それだけ人は昔から歩くことが好きだったのでしょう。もしかしたら現代人の中には「歩くのは疲れてしんどいから嫌いだ」という人もいるかもしれませんが、それでも、笑顔でヨチヨチ歩きする幼児を見れば、二本足で立って歩きまわることが、ヒトにとって本質的に「快感」であることは疑いを挟む余地がありません。

散歩は単に気持ちよいだけでなく、健康にもよいとされています。加えて近年では、脳に与える影響も明らかになってきました。なかでもイリノイ大学のクレイマー博士らの実験が有名です。「米国科学アカデミー紀要」に発表された論文です[46]。

博士らは、55~80歳の男女60人に1日40分間の散歩を週3回続けてもらい、脳がどのように変化するかを調べました。すると半年後には、海馬のサイズが平均2%拡大し、それに伴い記憶力も高まることがわかりました。海馬の増大率が高い人ほど、記憶試験でよい成績を収めました。散歩によって体内の「脳由来神経栄養因子」(通称BDNF)の分泌量が増加しますが、これが記憶増強の鍵を握っているようです。

歩くことの不思議さは、しかし、それだけにとどまるものではありません。そもそも歩くという行為自体が不思議なのです。二足歩行ロボットを作製すればよくわかります。二本足で体重を支えるのは困難なのです。重心が不安定ですぐに転んでしまいます。

　では脳は、歩行中にどれほど巧妙に二本足のバランスを取っているのでしょうか。多くの神経科学者がこの謎に挑みました。しかし、歩行を実行する精巧な神経メカニズムは、いまだに解明されていません。この難問に光明をもたらしたのは、意外なことに、神経科学ではなく、システム工学の研究者たちでした。答えは脳でなく、脚にあったのです。

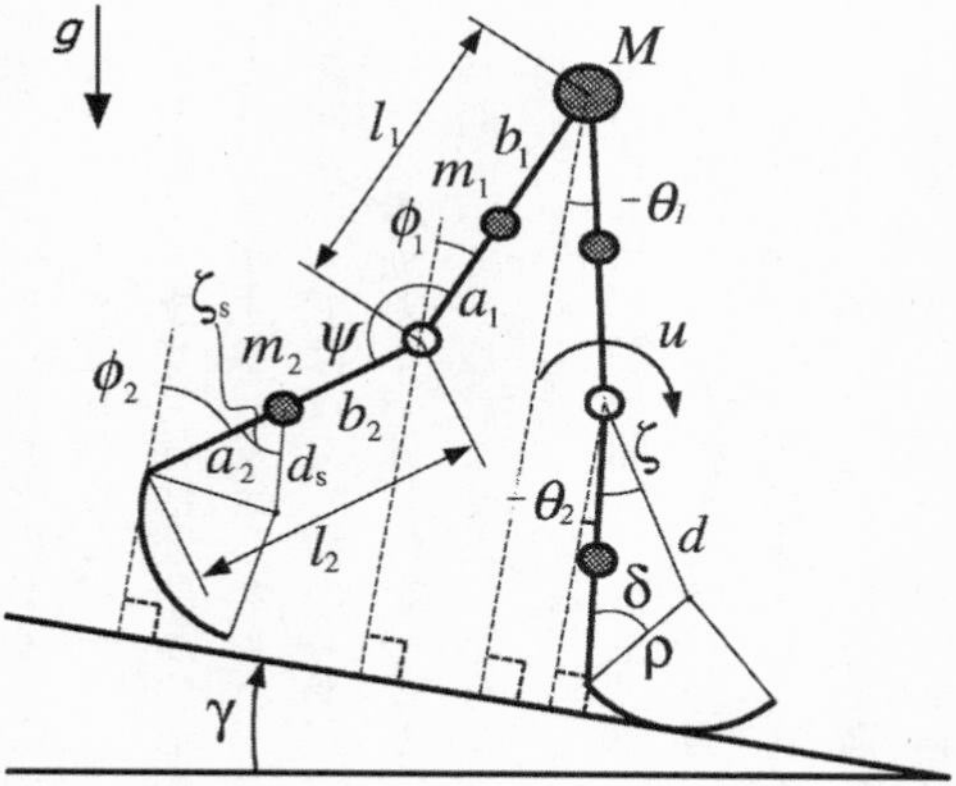

「日本ロボット学会誌」2:661-8, 2009 より転載

　まず１９９０年。サイモンフレーザー大学のマックギアらが、一切の動力装置を持たないコンパス型二足歩行器が、転ぶことなく斜面を歩いて降りることができることを発見しました。[47]「受動歩行」と呼ばれる現象です。その後、名古屋工業大学の藤本英雄博士らがさらに巧妙な歩行ロボットをデザインしました（図）。ぜひ実際に動く映像を見て欲しいところ

です。ヒトの歩行運動とそっくりなのです。

コンピュータはもちろん、モーターさえ使っていない「おもちゃ」が見事に歩行できることに驚きます。骨格と関節の形が適切ならば、重力に任せるだけで、振り子運動によるトルクが生じ、安定した歩行が実現するのです。つまり、歩行のバランスは、脳の神経回路からではなく、脚の「形状」から自然と生まれるわけです。

高度な駆動力や制御装置を必要としない歩行運動の利点は「燃費のよさ」にあります。長時間歩いても疲れません。歩行に適した脚の骨格を作り上げることで、人類は強力な移動手段を手にしました。

実際ヒトの移動範囲は、野生動物に比べ突出しています。[48] チンパンジーでさえ、生まれた地域内で一生を終えるのが普通です。効果的な直立二足歩行をはじめた現生人類は6万年前にアフリカ大陸を出て、4万年前にはもう北極圏にまで居住区を広げ[49]、またたく間に地球上のありとあらゆる場所へ進出しました。

そして、「紀行」などという芸術作品まで生み出します。すべてはヒトの脚の恩恵――。動物界において、ヒトは生まれもっての「美脚」なのです。

# 体の水分不足で記憶力が下がる

真夏になると話題にあがるのが熱中症です。今年も、救急搬送された人の数は（この原稿を書いている２０１３年８月中旬の時点で）４万人を超えています。

熱中症に至る危険因子の一つは脱水症です。体の水分が減ると、汗が出にくくなり、体温上昇の危機に陥ります。こまめな水分補給は欠かせません（注：多湿環境では脱水を伴わない熱中症もあります）。

水分は体重の60～70％を占めます。その３％が失われただけで、頭痛や嘔吐や食欲低下などの症状が生じます。身体全体の水量からすれば、３％とはごくわずかな量ですが、逆に言えば、それほど水分は体にとって大切だということになります。実際、水分が10％以上減ると命に関わる重篤な状態に陥ります。

近年、水分は健康のみならず、記憶力や学習能力にも影響することが明らかになってきました。たとえば、コネティカット大学のアームストロング博士らが一昨年発表した論文によれば、水分の損失が、たとえ体重の１％以下であっても、記憶力の低下や認知エラーが起こるといいます[50]。１％の水分損失は、頭痛はもちろん、喉の渇きすら感じない量です。この程度の脱水は、夏季だけでなく、一年中起こりえるレベルです。

海外の児童調査によれば、朝、学校に着いた時に、すでに大半の子どもたちが脱水状態であることがわかっています。イスラエルの調査では63％の生徒が、[51]イタリアの調査では84％もの生徒が、脱水に該当したといいます。[52]実際、こうした子どもたちに対して暗記のテストを行ったところ、たしかに点数が低いことがわかりました。

これらの国々は平均気温が高い地域なので極端な数値が出ているようにも感じられますが、昨年に行われた調査によれば、アメリカ、イギリス、フランスでも3人に2人の割合で脱水状態の生徒が見つかったといいます。[53・55]

イーストロンドン大学のエドモンズ博士らが、水分補給と脳機能の関係をさらに詳しく調べています。たとえば、小学校低学年の生徒58名を対象に、物語を読んで聞かせるテストを行っています。[56]物語の内容を4択問題で思い出してもらったところ、平均点は2・8点でした。ところが、20分前に約250mlの水を飲んだ生徒では点数が約10％も上昇しました。とくに難しい問題の正答率が高まっているのが興味深いところです。

ちなみに、この試験は春季3月に行われたものですから、夏季特有のひどい脱水症状とは無関係です。おそらく生徒たちは、日常的に水分が不足している状態にあるため、わずかに水分を補給するだけで、認知能力が回復するのでしょう。では大人の場合はどうでしょう。

先月エドモンズ博士らは、同様な実験を大人に対して行っています。[57]平均年齢29歳の男女34人を対象に、見たものを素早く判断する認知試験を行いました。大人の場合は、子どもに比べ、多くの水を飲まないと効果はなかったものの、それでも500ml ほど飲めば、判断スピードが14％ほど速まることがわかりました。

脳は身体のなかでも特に水分の多い臓器であることが知られています。総重量の70～80％が水です。こう考えると、身体に症状が出るよりも先に、脳機能に悪影響が現れるのは当然だともいえます。

ちなみにお茶やコーヒーで水分補給をすると、利尿作用からかえって水分を失うので要注意です。もちろん、アルコールも利尿作用が強いですから脱水症対策には向きません。

# ヒトは過去を都合よく歪める

ハーバード大学の心理学者シャクター博士は「記憶の七つの大罪」と題した論文を発表しています。[58]七つの大罪とはキリスト教の用語です。ヒトの記憶をこれになぞらえながら解説し、記憶がいかに曖昧かを示す重要な例を、七つ紹介しています。その一つは過去の「自分像」についてです。

たとえば、3年前の自分を思い出してください。当時の能力や知識はいかほどだったでしょうか。人は成長します。3年間に様々な経験をしますから、現在の自分のほうが技能や情報を習得し、立派になっているでしょう。では、3年前の自分は、今の自分と比べて、どれほど「できなかった」でしょうか。

ウォータールー大学のコンウェイ博士らの実験を紹介しましょう。[59]彼らは大学で「学習技能プログラム」という講義コースを設定しました。「よい成績を収めるためには、どのように勉強したらよいか」を教える自己啓発セミナーです。欧米の大学は、日本の大学よりも単位を取るのが難しく、学生たちは効果的な勉強法や記憶法に興味を持っています。学習技能プログラムは、海外の多くの大学で設置され、人気コースになっています。

その一方で、（意外と知られていないのですが）こうした支援プログラムにはほとんど学力向上の効果がないことが様々な調査から証明されています。にもかかわらず、学生たちはこぞって講義を受けようとするのです。なんとも皮肉な傾向です。

コンウェイ博士らはこの点に目をつけたのです。講義コースの募集をはじめると、予想通り、すぐに定員は満杯になり、抽選漏れした学生は補欠として待機リストに入れられました。

プログラムは3週間にわたって行われました。初日に、現在の自分の学力や勉強時間、集中力などを自己評価してもらいます。その後、効果的な聴講の方法やノートの取り方、読書術について、毎日90分の授業を受けます。コース修了後のアンケートでは、参加者のほぼ全員が、プログラムに満足したと回答し、学力も向上したと自己評価しました。

ところが、このアンケート結果からおもしろい事実が見えてきます。学生たちに、講義コース初日に「自分の現状についてどのように報告したか」を思い出してもらったのです。すると、当時の自分が付けた自己評価点よりも、今の記憶を遡って思い出された評価点のほうが低いことがわかりました。つまり「あの頃の私はできなかった」と過小評価するのです。こうした事実誤認は、プログラムを受けることができなかった待機リストの補欠メンバーには見られませんでした。

つまり、自分が受講したプログラムに効果があると信じているために、その確信と辻褄が合うように都合よく自分の過去の記憶を歪めてしまうのです。ちなみに、その後の期末試験では、受講者と補欠メンバーで成績に差がなかったことを付け足しておきます。

記憶の歪曲化には、もう一つの理由があります。過去の自分のレベルをできるだけ下げることによって、成長の度合いを高め、3週間の努力を正当化したいという自己防衛の心理も働いています。「若い頃の自分はバカだった」「学生時代は遊んでばかりで勉強していなかった」などと、なんの自慢にもならないことを自慢げに話す人は少なくありません。ときには「昔はワルだった」と暴露話をする人さえいます。そういう人に限って、言うほど不良でなかったということもよく知られています。

ただし、大げさに自分の過去を語る行為自体が、けっして無意味なことでない点は指摘しておかなくてはなりません。過去の自分を否定することで、現在の自分の体面を保持することは、自己満足や自己肯定感を生み出しますので、一定のポジティブな心理効果があるのです。

# III　ヒトをヒトたらしめるもの

# ヒトは約1兆種類のにおいを識別可能

嗅覚の作用は強烈です。ある香りを嗅ぐと、それにまつわる昔の記憶が鮮やかに蘇ってくる、いわゆる「プルースト効果[60]」を経験することも珍しくありません。

嗅覚の鋭さは人によって大きく異なります。かつて私の研究室には、嗅覚に優れた学生がいました。彼女は、座った席の背後を通った人が誰かを、体臭から当てられるだけでなく、その人の体調まで診断できました。私には想像できないレベルです。

ヒトの嗅覚の感度は、ネズミやイヌより劣ると考えられています。ただし、嗅覚受容体（においを感知する鼻腔のアンテナ）は、ヒトはほかの哺乳類と同じものを使っています。つまり、嗅覚アンテナ自体の感度はヒトもイヌも変わりません。

しかし、アンテナが設置される「嗅上皮《きゅうじょうひ》」の面積が異なります。ヒトの嗅上皮が３〜4平方センチメートルと狭いのに対し、イヌの嗅上皮は18〜１５０平方センチメートルもあります。つまりイヌのほうが何倍も多くのアンテナを持っています。さらに嗅覚アンテナの多様性も異なります。哺乳類の多くは千種類近いにおいアンテナの遺伝子を持っていますが、なぜかヒトの遺伝子は半数以上が無効化されていて、使用可能なアンテナは約３５０種しかありません[61]。

では、ヒトはどれほど多くのにおいを嗅ぎ分けることができるでしょうか。

嗅覚以外の、ほかの感覚についてはよく知られています。たとえば、光ならば390～700ナノメートルの波長を、音ならば20～2万ヘルツの周波数を感じることができますが、この感受域で分別テストを行ったところ、数百万の色彩と[62]、34万の音程を識別できることがわかりました[63]。

では、においはどうでしょうか。これは一筋縄では知ることはできません。なぜなら嗅覚は、ほかの感覚に比べてアンテナの種類が約350個と多いからです（光は4種のアンテナしかありません）。この難問に工夫を凝らして挑んだ研究が先月の「サイエンス」誌に発表されました。ロックフェラー大学のケラー博士らの研究です[64]。

においは通常、単一物質ではなく、多くのにおい物質が混合されています。バラの香りも275種ものにおい分子の集合体です[65]。ケラー博士らはここに目をつけました。全128種類のにおい分子を用意し、ここから任意に10～30種の分子を混ぜあわせて「人工香」を合成しました。

具体的には三つの瓶を用意します。このうちの二つには全く同じ香りを用意し、一つだけが異なります。三つの瓶のうちどれが異なる香りかを選んでもらいました。どれほど混合物質が共通していると区別できなくなるかという限界値を調べることで、嗅覚の解像度を統計的に推定しようという戦略です。

実験の結果、ヒトは平均して1兆（10の12乗）種類以上のにおいを識別できることがわかりました。従来は1万種類ほどしか区別できないだろうと推測されていましたから、ヒトの嗅覚は想定されたレベルより桁違いに鋭いことがわかります。

今回の調査から、嗅覚感度は個人差が大きいことも、また明らかになりました。様々な民族の全26名が調べられましたが、鋭い人は10の28乗種類もの香りを嗅ぎ分けられました。鈍い人は1億（10の8乗）種類ほどでした。人によって驚くほど感度に違いがあるのです。

嗅覚に優れた人は、調香師や利き酒師など、香りをデザインしたり評価したりする仕事に向いているに違いありません。そういえば、体臭から体調を診断できた例の学生は、今、化粧品会社で活躍しています。

# 人は一人では生きられない

「人」という漢字の形を眺めてごらん。2本の棒が寄り添うように立て掛け合っている。どちらが欠けても倒れてしまう——。そう教えられたのは小学生の頃です。人は一人では生きられない存在。本能として他者との関係性、つまりコミュニケーションを欲しています。

人からコミュニケーションを奪ったらどうなるでしょうか。そんな大胆な実験を行った人がいます。医薬分業を推進したことでも有名な神聖ローマ皇帝フリードリッヒ2世です。

皇帝は身寄りのない赤ちゃんを集め、侍女に育てさせました。彼の興味は「言語の起源」でした。人は言葉を習わなくても話すようになるでしょうか。侍女たちは授乳やオムツや入浴などの最低限の世話は許されましたが、赤ちゃんに話しかけることは禁じられました。結果は意外なものでした。2歳になる前、つまり言葉をきちんと覚える前に、全員が死んでしまったのです。

フリードリッヒ2世の非道な研究は半ば逸話的で、13世紀の当時、どこまで科学的な研究だったかはわかりません。単に世話が不十分だった可能性もありえます。しかしその後、より信頼のおける調査が、第2次世界大戦中に行われています。戦争では多くの孤児が生まれました。精神科医のルネ・スピッツは孤児院で調査を行いました。[66] 当時、子どもの健康に栄養や衛生が重要であることは認知されていました。孤児院でも十分な食事と清潔な部屋が準備されました。唯一足りないものはコミュニケーションです。

孤児院には多くの子が集まりましたから、慢性的な人手不足に陥っていました。介護者たちは乳幼児一人ひとりと十分なコミュニケーションを図る余裕はありませんでした。調査の結果、91人中34人が2歳までに亡くなってしまいました。

動物たちは栄養と衛生状態が満たされていれば、成長途中で死ぬことはありません。一頭で飼育された動物を見れば納得できるでしょう。一方、人は肉体的に健康であっても、一人では生きてゆくのが難しいようです。

だからでしょうか。人の脳には、食欲と同じく、関係性欲求の本能も強く備わっています。他人とのコミュニケーションを本能的に欲します。実は、これが現代においては、別の問題を生み出します。

本能は、ブレーキよりもアクセルが強いものです。

たとえば食欲。狩猟採集時代は食料の確保は命がけでした。当時ならば、飽くなき食欲は有益に働きます。ところが、飽食の現代では、食欲が作動しすぎる傾向があります。なぜなら食欲のレベルは、狩猟採集時代の生活に見合ったレベルに設定されているからです。強い食欲を備えていればこそ、危険な狩りにも出ようというものです。

現代の豊かな生活は、脳にとっては想定外な環境変化です。本能を我慢することは難しいものです。だからこそ「本能」なのです。当然、食欲は暴走します。その結果、現代特有の病である「生活習慣病」が生まれます。

関係性欲求についても同じことが言えます。今ではEメールやネットを通じて、容易に他人とつながることができます。しかし、この本能もブレーキは脆弱です。その結果、新型現代病「電脳習慣病」が成立します。

常に人とつながっていないと不安、すぐに返事が来なくては不安――。気づけばスマホ依存症やネット依存症に陥ってしまいます。

生活習慣病は、今では社会的によく認知されています。ダイエットや運動で対処する人が増えてきました。治療薬も開発されています。一方、電脳習慣病への対応は、まだ遅れています。いや、そもそも当人が、自分が「病気」であることを認識していることが少ないようです。

人にとってコミュニケーションとは何か。改めて問い直さなくてはいけません。「人」という文字はさりげなく支え合っているところが妙味です。バルザックの言葉を引用します。

「孤独はいいものだという事を認めざるを得ない。けれども、孤独はいいものだと話し合う事のできる相手を持つことも喜びである」

# 「豊かな」生活とは何か？

豊かさとは何でしょう。財産は豊かさの指標ですが、所有物の量だけでは「豊かさ」を表しきれないのも事実です。

人は毎日あくせく働きます。なぜでしょう。労働の目的の一つは、なんらかの「豊かさ」を得ることです。ここにヒントがありそうです。

労働について考えはじめると、不思議なことに気づきます。現在、労働時間には上限が設けられています。労働基準法によれば、原則として1日8時間を超えて労働してはいけないことになっています。やむを得ない場合は残業もできますが、その場合でも超過合計は月45時間まで、つまり1日あたりの労働時間は平均10～11時間あたりが上限となります。いわゆる「36（サブロク）協定」です。

法律で定められた労働時間は、制度として必要であることを頭では理解しつつも、人類の歴史を振り返ると、不思議な感じもします。

たとえば、ヒトの原始期。私たちは狩りをして生活をしていました。人類の全歴史の99％以上の時代は狩猟採集生活でした。当時の労働時間は3時間ほどです。それで1日に必要な食料は手に入りました。その日暮らしの質素な生活ではあったでしょうが、長時間の残業に追われる現代人と、どちらが「豊かな」生活でしょうか。

ヒトの生活スタイルに大きな転機をもたらしたのは、なんといっても農業です。「農」と「豊」は漢字の形状が似ています。実際、農耕は、人類に豊饒な自然の恵みをもたらし、定住を可能にしました。ところが労働時間は、狩猟時代よりも長くなってしまいました。

では、なぜヒトは狩りをやめて、大地を耕しはじめたのでしょうか。十分な栄養の確保でしょうか。そうではなさそうです。なぜなら、農耕をはじめることで寿命は平均1〜2年短くなり、身長に至っては10センチ以上も低くなっているからです。原始的な農業技術では栽培効率が悪く、また、品種改良も行われていませんから、栄養価や成長率の悪い農作物しか栽培できませんでした。結果として、狩猟採集時代よりも、栄養状態の悪化を余儀なくされていたのです。

にもかかわらず、約1万年前、まるで申し合わせたように、世界中で農耕が始まります。なぜ農業をしなくてはならなかったのでしょうか。

多くの説があり確定していません。たとえば一つの説は、インドネシアで起こった大規模な噴火です。火山灰が地球を覆い、千年以上にわたる寒冷期に突入します。多くの動植物が絶滅に追いやられ、狩猟採集できる食料が底をつき、やむを得ず農耕をはじめたというわけです。たとえ栄養価が低くとも、栽培して食するほかに、生き延びる手段がなかったのかもしれません。しかし、農耕には思わぬ利点がありました。農作物、とくに穀物は、生肉と異なり保存できるのです。食料の備蓄は、悪天候や天災など、いざというときに役立ちます。

その後、人々は狩猟生活に戻ることはありませんでした。延びた労働時間に見合う対価があると判断したわけです。

私は、こうした保全的な展望が「豊かさ」の原点だと考えます。豊かさとは「余裕」です。すぐには役に立たないかもしれないけれど、いつかに備えて先手を打つことができる能力、言い換えれば、いつか訪れる危機を予期できる能力、これこそが豊かさを渇望する源泉です。

身体のしくみに目をやっても、無駄だらけです。免疫細胞や精子は大多数が使用されずに捨てられます。もしかしたら脳の能力も十分に発揮されていないかもしれません。こうした無駄も、生物が採用した「豊かさ」の手段です。

備えあれば憂いなし――。人は豊かさを求め労働します。いや、働きすぎます。だから、36協定などという奇妙なルールを設け、労働時間を制限します。なんとも不思議な生き物です。

# 「仲間」の効果とは

私は必ずしも人付き合いのよいタイプではありません。一人の時間が好きなのです。食事は家族ととるのでなければ、たいていは一人で外食します。知人と酒を囲む賑やかな時間の楽しさもさることながら、気の利いた空間で一人チビチビと孤介《こかい》に遊ぶひとときが格別です。店内の見知らぬ客が各自の空間を作り、それが相互に作用し合わないあの独特な雰囲気に陶酔します。思い返せば学生の頃から一人好きだったかもしれません。

とはいえ、学園祭などのイベントに楽しかった思い出が詰まっているのも、また確かです。共同作業は充実感だけでなく、奇妙な一体感も生み出します。当時の仲間を思い出すだけで、追憶に暖かい灯が照ります。

ここで一つおもしろい傾向に気づきます。一人で過ごした朴訥《ぼくとつ》とした時間は、皆と過ごした楽しい時間とは異なり、実は、どんなふうに過ごし、何に思いを巡らせ何をしていたかを、鮮明に思い起こすことができません。

これは決して私だけに生じていることではありません。過去の心理実験から「集団で行ったことは、一人で行ったことよりも記憶に留まりやすい」ことが広く知られています。昨年、ナイメーヘン・ラットバウト大学のエスケナジ博士らが、シンプルな実験でこれを証明しています。[67]目の前に次々に表示される単語を分類する実験です。単語は、動物か食物か家具のどれかで、このうち一つのカテゴリーを選り抜いてもらいます。たとえば「動物が出たらボタンを押す」といった具合です。作業は一人か、もしくは二人がペアになって行います。二人で行う場合は、相手は自分とは別のカテゴリーを分担します。

次々に表示された96個の単語を、その後に思い出してもらったところ、自分が担当した単語は、一人で作業しても、二人で作業しても想起数に差がありませんでした。ところが、担当カテゴリー以外の単語については、二人で作業したほうが約2倍も思い出せることがわかりました。一緒に作業したほうが記憶に留まりやすいということです。

ちなみに、思い出すことのできた正解数に応じて賞金を出すようにしたところ、自分の担当カテゴリーの単語はより多く思い出せるようになりましたが、それ以外の単語については増加しませんでした。つまり、集団作業の効果は、報酬や愉悦感とは異なるメカニズムを持っているようなのです。

ところで、ヒトは必ずしもコミュニケーションのためだけに集団を作るわけではありません。コンサートでは音楽に耳を傾け、映画館ではスクリーンに釘付けになり、美術館では名画に陶酔します。多くの人が同じ場所に集い、同じ視聴覚経験を共有しますが、そこには会話はありません。

イェール大学のブースバイ博士らは、このように言葉を交わさずに同じ経験を共有していることの効果を調べています。[68] 研究成果は先月の「心理科学」誌に発表されました。一人でチョコレートを食べる場合と、見知らぬ人と二人で食べる場合を比較したのです。二人の場合でも会話などのインタラクションは一切設けません。ところがアンケートの結果、「二人で食べたほうが美味しい」と判定されました。逆に、強烈に苦いチョコレートを食べた場合は、二人で食べたほうが、より苦いと判定されました。会話を交わさなくとも、同じ経験を共有するだけで、正方向にも負方向にも感情が増幅されるのです。

そんなデータを眺めると、私が一人で外食して得る心地よさは、他の客が同様に一人の時空に酔いしれている、あの店全体の時空間を、互いに共有しているからこそ生まれているように思えてきます。となれば、私の「一人好き」とは、真の意味での孤独ではなく、無言の集団効果を嗜好したものかもしれません。

# 男と女が存在する意義は何か？

男と女。その狭間から様々なドラマが生まれます。狂おしいほどの恋、切ない恋、すれ違いの恋、ゆきずりの恋——。男女の葛藤と軋轢《あつれき》は多くの芸術作品の下地となっています。

世の中に性別がなければ、どれほど人々の心は穏やかだったことでしょう。なぜ男女という面倒なものが、この世にはあるのでしょうか。銀座や赤坂あたりからは「性があるから経済が活性化する」という意見も聞こえてきそうですが、それだけが男女が存在する意義には思えません。

この問いの根は深く、生物学的に言えば「オスとメスがある利点は何か」という、進化論的な疑問に行き着きます。

古代の生物界では、無性生殖が主流でした。有性生殖が現れたのは、いつ頃でしょうか。最古の有性生殖の化石証拠は、カリフォルニア大学のドロサー博士らが２００８年に報告した5億6千万年前の軟体動物です。[69] 以来、生物の「煩悩」が始まります。

地球の歴史を46億年として、最初の生物が誕生したのは約40億年前です。つまり生命そのものはわずか6億年で作られています。こう考えると、無性生殖オンリーの世界は

35億年近くも続き、ごく最近になって雌雄が分かれたことがわかります。

一般に、無性生殖のほうが子孫を残すスピードが速く、生物種の繁栄には有利です。にもかかわらず生物が有性生殖をはじめたのは「遺伝子の交換」による多様性の確保のためでしょう。これによって奇形の確率は上昇するかもしれませんが、進化の速度は上昇します。つまり、環境への順応が速くなります。現在、多彩な有性生殖生物が地上を闊歩《かっぽ》しているのは、その恩恵を受けてきた証拠です。

いま、私たちヒトは、その恩恵に人為的な手を加えはじめています。

その先鋒は、体外受精でしょう。性行為なしに受精を行う技術です。こうして得た人工授精卵を、本来の母でない女性に戻せば、代理母が成立します。つまり科学技術によって、「遺伝上の親」と「生みの親」が異なることが現実化しました。複数の「親」の誕生です。ちなみに親には、「育ての親」や「法律上の親（養親）」もありますから、一人の子に最高で4種類の「親」が同時に存在しえます。自然界でそんな奇妙な現象が生じる生物種は、ヒトだけです。

現代では、遺伝子工学により、さらにとんでもない事態も生じはじめています。きっかけはｉＰＳ細胞です。京都大学の斎藤通紀博士らは、マウスのｉＰＳ細胞から卵子と精子を作り[70]、健康な仔マウスを作ることに成功しました[71]。これがヒトに応用されれば、理屈の上では、同性愛カップルが子どもを授かることができます。それどころか、自分の皮膚細胞から精子と卵子を作れば、自家受精も概念上可能です。この技術は、有性生殖と無性生殖の境界を一気に曖昧にします（もちろん倫理的にも、技術的にも、実現にはまだまだ大きな壁があります）。

さらに驚くべき革新は、当時京都大学にいた立花誠博士らが先月の「サイエンス」誌に報告した論文です。博士らは、マウスの発生過程でＪｍｊｄ１ａという遺伝子の働きを抑えることで、オスをメス化させることに成功しました[72]。オスが乳首や子宮を持ち、出産さえしたのです。

いまや科学技術によって、「性」の定義は曖昧になり、①遺伝子としての性（Ｙ染色体の有無）、②精神的自覚としての性（異性愛や同性愛）、③機能としての性（妊娠および出産）が、それぞれ独立して歩みはじめました。

古き雅の時代。恋は「孤悲《こい》」と綴ったそうです。現代では男女の定義は崩壊し、古典的な「恋」の概念そのものが、なんとなく独り悲しんでいるようにも思えます。

# 変わりゆく世界で「変わらないもの」

先日、旧友に会いました。30年ぶりです。互いに「変わらないね！」と挨拶を交わし、懐かしい話題で盛り上がります。

ひとしきり会話を終えた後、話題が振り出しに戻りました。先ほど「変わらないね」とは言ったものの、実のところ長い年月が経っています。さすがに「変わった」のも事実です。その点を合意し合ったのです。

二人で議論を進めるうちに、結局、女性には「変わらないね」（＝若いね）と、男性には「変わったね」（＝立派になったね）と伝えるのがベターではないかという結論になりました。

そんな他愛もない話をしつつ、ふと思ったのです。「変わらない」とは、そもそも一体何なのだろう、と。

ミクロな素粒子から成立するこの世界は、本来、全てのものが「非定常」です。私たちの脳も分子レベルでは激しく変化しています。ミクロな視点で見れば、昨日と今日の自分は、別人と言えるほど変化しています。

それ自身が変容を続ける「脳」という装置を使って、どうして「変わらない」という事実を認識できるのでしょうか。これは実に不思議なことです。

一つだけ言えることは、「変わらない」ことを認識するためには、「変わる」ことを認識しなくてはならないということです。脳は常に「何か」と「何か」を対比することで、はじめてその差を認識することができます。これが認識の大原則です。

「国破れて山河あり」（杜甫）、「ゆく河の流れは絶えずして、しかも、もとの水にあらず」（鴨長明）――。私たちは、変化する諸行無常を認知することではじめて、変化せずに留まる何かを感じ取ることができます。懐かしい友人の面影も、経年変化しているからこそ、変わらない面影という「同一性」を発見するのです。

ヒトは生まれて2カ月で、母親と父親に異なる反応をするようになります。母親とは別人の存在に気づき、母親という不変の「同一性」に気づくのです。4カ月齢になる頃には、実物の顔と写真の顔が別であることが理解できるようになります。1歳半になると、写真や鏡の中の自分を、自分だと認識できるようになります。これは、とんでもなく高度な「同一性」の理解です。

フランス国立科学研究センターのファゴット博士らは、ゴリラが写真のバナナを、本物のバナナと間違えて食べてしまうことを報告しています[73]。写真と本物を区別できないのです。ただし、この実験では、ゴリラは「写真」という人類が編み出した産物が、初体験だったために理解できなかった可能性があります。訓練すれば、きっと実物と写真を区別できるにちがいありません。なぜなら、ミツバチでも「同一性」を理解できるからです。[74]

たとえば、ミツバチに黄色か緑色のパネルを見せ、その後、迷路の奥の2枚のパネルに映写された色を選ばせる実験を行います。直前に見たものと同じ色を選べば、砂糖水が出てくるという仕組みになっています。訓練すればミツバチは、同じ色のパネルを選ぶことができるようになります。

この訓練を行った後、次に、色ではなく、縦縞か横縞の白黒模様を選ばせる実験を、突然に行いました。するとはじめて見た模様にもかかわらず、同じ縞模様を選ぶことができます。つまり、「同一性とは何か」という概念を理解しているのです。

ミツバチが仲間同士で「変わらないね」と社交辞令を言い合っているとは思えませんが、変わりゆく世界の中で、変わらないものを選り抜く高度な認識機能が備わっていることは確かなようです。

# 私たちのルーツを探る！

我々はどこから来たのか我々は何者か　我々はどこへ行くのか――これはフランスの画家ゴーギャンが描いた油絵のタイトルです。この大作の前に立つと、力強い筆致と原始的な配色から沸きあがる不思議な生命力に圧倒されるとともに、大切な何かを忘れてきてしまったような一抹の寂寥《せきりょう》を覚えます。

そもそも絵画のタイトルが巧妙です。「自分が何者か」がわからないことは、不安なことです。だからでしょうか、ヒトには自分の過去を探りたくなる欲求が備わっています。生まれ故郷に行ってみたくなったり、先祖のルーツを知りたくなったりします。家系図を作って代々大切に保管するのは、そうした欲求が個人レベルを超えて共有される例でしょう。

かつて私は、自分の遺伝子を調べたところ、５００年前には先祖の一部が東南アジアに住んでいただろうことがわかりました。ベトナムかインドネシアあたりから日本に渡ってきた可能性が高いようです。驚きました。自分の遺伝子に秘められた未知の来歴に驚いただけでなく、こんなにも簡単に遠い過去がわかってしまうことに衝撃を受けたのです。

現在ではさらに遺伝子解析の技術が進んでいます。今年2月にオックスフォード大学のマイヤーズ博士らが「サイエンス」誌に発表した論文が画期的です。[75] 論文題目はずばり「人類交配史の遺伝子地図帳」です。博士らは、世界中の多くの民族から遺伝子を採取し、どのように民族が混じり合ってきたかを、遺伝子の類似度から解析しました。その結果、過去4千年に及ぶ100以上の歴史イベントが明らかになってきました。

たとえば、中米のマヤ民族にはスペイン人の遺伝子交雑が確認されました。さらに、交雑が生じた時期は遺伝子の残存状態から1670年頃と算出されました。これはスペイン人によるマヤ侵略という歴史上の事実と一致します。

こんな具合に、アレクサンドロス帝国の興隆やクメール王朝の繁栄から、アラブ民族やバントゥー族の移動、はたまた奴隷貿易など、教科書上の出来事が、遺伝子の痕跡からも浮き彫りになりました。

特筆すべき事実は、モンゴル民族の遺伝子が（アフリカの一部の地域を除く）世界中のほぼ全ての民族に残っていたことです。計算によれば混血が生じたのは13世紀。つまりチンギス・ハーンが率いたモンゴル帝国の時代です。モンゴル帝国は当時の世界の全人口の半分以上を統治し、人類史上最大の「国家」です。その絶大な影響力が、遺伝子の分布からも証明された形です。

さて、私たちが気になるのは、日本人のルーツでしょう。意外に思われるかもしれませんが、マイヤーズ博士らの解析の結果、日本人には明確な混血の形跡がありませんでした。たしかに日本は、大戦後にGHQに占領された一時期を除けば、外部から大きく侵略された過去を持ちません。２度にわたった元寇でも、かのモンゴル帝国を撃退しています。

世界の国々は侵略や占奪を経験していることが普通です。転生めまぐるしい世界統治の動向のなかで、日本における動乱は、戦国時代にせよ明治維新にせよ、「内乱」にすぎません。どうやら日本人は、遺伝子の劇的な交雑がないまま、何千年も存続している、世界でも例外的な民族のようです。

ところで、今回のマイヤーズ博士らの解析から、史実として明確に残されていない交雑の痕跡も多数見つかりました。これは貴重な発見です。遺伝子地図は今後、古文書や遺跡学などの遺物とともに、新たな歴史資料に加わるかもしれません。

私は今回の論文を読み、今に生きる人々の、体の細胞一つひとつに、人類の冒険や侵攻の歴史がしっかりと刻まれ続けていることに、不思議な安堵を覚えたのでした。

# ＩＱは遺伝する

ＩＱが遺伝することはご存じでしょうか。たとえば、遺伝的に関係のない二人を無作為に連れてきて、ＩＱがどれほど一致するかを調べると、相関係数はゼロと出ます。つまり偶然の確率でしか一致しません。

ところが一卵性双生児（同じ遺伝子セットを持った二人）を、幼いころに里子に出して異なる環境で育てた場合、（調査によって数値にばらつきはありますが）ＩＱはしばしば70％以上の一致率を示します。[76] 一方、同一人物の追跡調査からも、ＩＱは生涯を通じてあまり変化しないことがわかります。小学生のころと後期高齢期で同じ人を比較しても、ＩＱは60％以上一致します。

こうしたデータをみると、残念ながら、才能は生まれる前から決定している運命決定説を受け入れざるを得ないように感じますが、もちろんこれは行き過ぎた解釈です。人は経験や学習を通じて知恵や知識を身につけ、立派に成長してゆきます。

実は、ＩＱが考案された目的は、できるだけ環境や教育や年齢によって影響を受けないような指標を作ることにありました。生まれながらの純粋な能力だけをうまく測定できるように長年改良が重ねられてきたのです。だから遺伝して当たり前なのです。むしろＩＱの遺伝率が１００％にならないことが問題で、ＩＱテストにはまだまだ改善の余地があるということです。ですから「幼児のＩＱを高める」と謳った教材や早期教育プログラムは、ＩＱの歴史的経緯から見れば間違った表記で、滑稽とさえ言えます。

ところで、ＩＱ以外にも遺伝子に影響を受ける能力は多くあります。たとえば、読み書きの能力や計算力です。こうした能力は個人差が大きいことが知られています。文字や数字が使われはじめたのは、せいぜい過去1万年以内ですから、脳回路にとっては突然現れた不自然なツールなのでしょう。脳がまだ上手に扱えなくても不思議ではありません。

「新参能力」の遺伝的影響のなかで、比較的研究が進んでいるのは失読症《ディスレクシア》です。失読症は（しばしば知能は正常ですが）文字を読む能力が低い症状で、学童の5～12％が該当すると言われています。[77] ここまで多いと無視できない存在です。成因は複雑で、少なくとも数十の原因遺伝子が疑われています。ＤＹＸ１Ｃ１と呼ばれる遺伝子の変異はとくに有名です。[78]

実は、私自身が失読症のようです。たとえば、私のメール文は誤字だらけです。周囲には、雑に書きなぐっていると思われているようです（確かにそういう時もあります）が、最低でも3回、通常は5回ほど読み返してから送信しています。この連載に至っては20回ほど再読して、誤字や表記をチェックしています。それでも誤字の見落としがあります。やはり文字の認識が苦手なのでしょう。

自分の遺伝子を検査したところ、確かにDYX1C1の変異を、しかも二重に持っていることがわかりました。この事実を知った上で、いま思い返せば、受験生のころは、現代文（国語）の設問文を試験時間内に最後まで読み切ることが難しかったものです。当時はどうして問題文がこんなに長いのか不思議に感じていたものですが、やはり他人とは違う症状を呈していたのでしょう。

では、文章については何もできないのかといえば、そんなことはありません。脳の作りは実に素晴らしいものです。経験を通じて、不足した能力を他で補う術を学ぶことができます。多少の困難ならばなんとか切り抜け、（いまだに誤字が多いとはいえ）とくに不自由なく生活できるのです。

そうです。遺伝子で運命づけられたデフォルト能力から、自由に羽ばたくために私たちの脳があるのです。遺伝子で定まる特定の才能に固執するより、未開拓の潜在能力に注目したほうが、はるかに健全ですし、素敵な生き方だと思います。

# 脳の活動はコントロールできる

扁桃体《へんとうたい》の活動を2％強めてください。扁桃体とは脳の部位の名称です。今この瞬間、脳の奥にあるこの小さな脳部位を活性化させてください。そう頼まれたらできるでしょうか。

「そんな名前すら聞いたことのない脳部位を活性化させるなど想像さえできない」という反応が返ってきそうです。では、よく知っている臓器だったらできるでしょうか。たとえば胃の出口から15センチメートル下った辺りの腸管をグッと収縮させてください。やはりできないと思います。

身体は自分の持ち物です。その体の組織を、なぜ制御できないのでしょうか。たとえば横隔膜ならばどうでしょう。呼吸を10秒ほど止めてみましょう。これはできます。では心臓はどうでしょう。心拍数を10ほど速めてください。一見できそうもありません。ところが、実は可能です。

心拍数を制御できそうにない理由は、今の心拍数がわからないからです。知らないものは操作しようがありません。ところが、心拍数を測定し、その数値をリアルタイムで画面に表示して、本人に見えるようにしておくと、訓練を積めば自在にコントロールできるようになります。

これは「バイオフィードバック」と呼ばれます。フィードバックとは自分の状態を本人に知らせるという意味です。バイオフィードバックはさまざまな場面に応用が利きます。たとえば血圧。血圧はふつう制御できませんが、現在の血圧を知れば、意図的に変動させることができるようになります。

しかも一度やり方を覚えれば、バイオフィードバックの助けなしに、血圧を念じてコントロールできるようになります。薬物治療のように副作用の心配がありませんので、高血圧の治療に期待されています。

実は、バイオフィードバックに似た手法が昔からあります。「ヨガ」です。[79] ヨガは通常ではできないような心身の制御を可能にします。心拍数や身体代謝量を自在に変動させるその開拓された能力には驚きます。修行の過程で「何らかのコツ」をつかむのでしょう。

さて、ここで冒頭の問いに戻りましょう。扁桃体の活動です。もし自分の扁桃体の活動レベルを知ることができれば、きっと制御できるはずです。実際、これを成功させた研究者がいます。ローリエット脳研究所のボドゥルカ博士らです。[80・81]

博士らはｆＭＲＩ（磁気共鳴機能画像法）を用いて、扁桃体を記録し、活動レベルを棒グラフにして、随時ディスプレイを通じて本人に知らせました。ただし脳の場合は、一般の臓器とはちがって、状態を知るだけではなかなか制御できません。そこで博士らは参加者に過去の経験をイメージしてもらいました。扁桃体は感情にかかわる脳部位ですから、楽しい経験を思い出してもらいながら、扁桃体を活性化するトレーニングをしてもらったところ、40分ほどの訓練で制御できるようになりました。やはり一度感覚をつかんだ人は、バイオフィードバックの助けなしでも、自在に扁桃体を活性化させられるようになりました。

ボドゥルカ博士らは「扁桃体はうつ病やトラウマに関与するため、バイオフィードバックは脳疾患の治療への応用が期待できる」と述べています。

ところで、ボドゥルカ博士らは、扁桃体の活動制御の上達が早い人と遅い人がいることに気づきました。いくつかの性格診断テストを行ったところ、自制心が強く、感情を抑えることのできるタイプの人ほど、脳制御も上手だったようです。妙に納得しました。私はまず、ヨガで心の修行をしておく必要がありそうです。

## 「ヤル気」を生むための「ヤル気」を出す

右とは何でしょうか。上手に説明できるでしょうか。右手の甲、右隣の人、右折する車——「右」が何を指すかを理解しているつもりですが、いざ言語化を試みると意外と困難です。

もし、右という単語が存在しなかったら、日常生活に差し障りがあるでしょうか。実は、世界には、左右を表現する単語を持たない言語が存在します。オーストラリアのグーグ・イミディル語やメキシコのテネパパ語などです。こうした言語では「右に置く」とは言わず、「南に置く」などと東西南北で表現します。ということは、右や左は、人が生活するために必ずしも必要のない概念なのでしょうか。

辞書は「右」をどのように定義しているのでしょう。『広辞苑』（第五版）によれば「南を向いた時、西にあたる方」と説明されています。南や西という絶対方位を用いて定義しているのです。こういう方法でないと「右」という概念を定めることは難しいのです。

ところが、この定義には別の難問が潜んでいます。「その南とは何か」です。そこで『広辞苑』で「南」をひいてみます。すると「日の出る方に向かって右の方向」と書かれています。つまり、東の右側だというわけです。おわかりでしょうか。南を定義するために、左右の概念が必要なのです。

このように辞書をひき継ぐと元の単語に戻ってしまうことを「循環定義」といいます。トートロジーの一種です。

トートロジーの例を持ち出した理由は、先月の「ニューロイメージ」誌に発表されたスタンフォード大学のナットソン博士らの脳研究[82]が、トートロジーを彷彿させたからです。

博士らは31人の若者たちに対し、究極のヤル気の出し方を提案しました。

ヤル気（モチベーション）は「側坐核」という脳部位から生まれます。つまり、側坐核の活動を高めてやれば、ヤル気が出るわけです。博士らが行った実験は、まさにこれです。バイオフィードバックを行ったのです。MRIで側坐核を測定し、活動レベルを縦棒グラフで表示しました。グラフは当人が見ることができます。つまり、MRI装置の中にいる人は、自分の側坐核が今どれほど活動しているかをリアルタイムで知ることができます。

その状態で「グラフの数値を高めて欲しい」と依頼しました。つまり、側坐核の活動を強めるよう念じることを頼んだのです。ナットソン博士らが行ったことは、実は、これだけです。

一般に、根気さえあれば、自分の脳活動を制御することができます。今回の実験でも、個人差はありましたが、多くの参加者は「念力」で側坐核の活動を高めることができました。アンケートをとったところ、たしかに側坐核が活性化すると「明るく前向きな気分になり、ヤル気が漲《みなぎ》った」と答えています。実際、上手に活動量をコントロールできた人ほど、強いヤル気が生まれました。

こんな簡単な装置でヤル気が出るなんて素晴らしい。すぐにでも実用化すべきだ——。そう考えたいところですが、立ち止まって再考する必要がありそうです。そもそも脳の活動を制御するには、強い根気が必要です。つまり、博士らの実験は、ヤル気を出すためにヤル気を用いたのです。これでは反復定義——。脳科学的トートロジーです。

この実験で、参加者に「どのように側坐核を活動させたか」を尋ねたところ、「楽しいことをイメージした」と回答しています。なるほど。むしろ、このあたりにヤル気のヒントが隠されているかもしれません。

# 色を感じる不思議な力

太陽の光をプリズムに通すと虹色のスペクトラムが現れます。子どもの頃、平凡な白色光から驚くほど美しい色彩が生まれる不思議さに心を奪われました。

ニュートンの時代には、あらゆる色はたった三つの色、つまり3原色から「合成」できることが知られていました。その上でニュートンは、「光線には色はついていない。感覚を生じさせる力を持っているに過ぎない」と述べています。[83]

含蓄のある言葉です。私たちは、目から入った光を、網膜で電気パルスに変換し、脳で受け取っています。つまり、脳に入力される情報は電気信号であって、光そのものではありません。脳はこの電気パルスを「色」として読み解くのです。

光の3原色は赤・緑・青です。黄色は含まれていません。では、どうして私たちは黄色を「見る」ことができるのでしょうか。これは実に不思議なことです。

顔面の中央に左右の視野を遮る壁を置き、右目に緑色を、左目に赤色を見せると、「黄色」が現れます。赤と緑が脳内でブレンドされて、目の前には存在しない「黄色」が感じられるわけです。この実験から、脳が見ているものは色ではなく、神経信号を「解釈」した結果であることがわかります。

ところで、ヒトの3原色は、動物界では特殊なケースです。イヌやウシなど、多くの哺乳類は橙と青の2原色です。一方、鳥類や昆虫の多くは紫外線を感じます。つまり4原色です。

これは次のように説明できます。初期の動物たちは四つの色彩センサーを使って世界を眺めていました。ところが進化の過程で、次々と色感覚を失ってゆき、2原色になってしまいました。当時の哺乳類の多くは夜行性でしたから、2原色でも生活に差し支えなかったのでしょう。その後、一部の哺乳類が昼行性になると、2原色のうち、橙色のセンサーを二つに分離させて、緑と赤のセンサーを生み出しました。これが3原色のルーツです。

とはいえ、ヒトには紫外線は見えません。だから、虫や鳥の視覚世界は知り得ません。紫外線カメラで撮影すると、この世界が見たこともない鮮やかな色彩に満ちていることに驚きます。いや、本当は驚いてはいけないのかもしれません。この鮮やかな世界は、虫や鳥にとって当たり前の光景だからです。単にヒトが色に鈍感なだけのことです。ヒトの脳はこれほど巨大化したのに、残念ながら色彩センサーは、脳の性能に見合った発達をしていないのです。色覚に関しては、ヒトの脳は、持ち合わせている光センサーの性能に比べ、進化しすぎているわけです。

色覚の世界チャンピオンは、おそらく、シャコです。[84] この甲殻類は、なんと12色ものセンサーを持っています。どれほど豊かな色世界に生きていることでしょうか。もはやヒトには想像すらできません。

ところが2014年1月、予想外な結論が下されました。クイーンズランド大学のトーエン教授らが「サイエンス」誌に発表した実験です。[85]シャコの色の識別力を調べたところ、ほとんど色を区別できないことがわかったのです。波長が離れていて識別しやすい色の組み合わせである「赤と青」の違いですら区別できませんでした。

シャコは優れた色彩センサーを持っていますが、神経系が十分に発達していないため、脳内で色をブレンドすることができないようです。赤と緑から「黄」を生み出すことのできるヒトの脳とは決定的に異なります。結果としてシャコは、光があるかないかだけの、実質的に「モノクロの世界」に生きていることになります。ヒトとは逆で、脳よりも色彩センサーが進化しすぎているのです。

すべてが好都合に運ばないこのもどかしさは、生物界の妙味でもあります。

# 野生のゴリラに逢ってきました

首都カンパラから車を走らせること11時間。海抜2500メートルの熱帯雨林に到着すると、車を降り、道路脇から山中へと分け入りました。翡翠《ひすい》のように萌えるジャングルに、麗しい鳥の声が響きます。絵に描いたような幽玄神秘の世界。

それもそのはず。ここは「アフリカの真珠」と讃えられるウガンダの至宝、ブウィンディ原生森林です。世界遺産に登録された理由はずばり「美的な重要性をもつ最高の自然地域」。

ただし、優しいのは見かけだけでした。森では大変な難儀が待っています。手付かずの自然には歩道は皆無です。道なき山中を自らの手足で草木を分けつつ進みました。有刺植物や毒虫、切り立った崖。前夜のスコールのせいか草木は露に濡れ、足元は泥状化しています。アスファルトの都会生活に慣れきった私は、何度も転び、ものの10分で身体が悲鳴をあげ始めます。

しばらく行くと、一本の獣道に出ました。私たち一行の8名は、これを辿ることにしました。獣道にはときおり、リンゴ大ほどの巨大な糞が落ちています。まだ新鮮です。ゴリラの集団にいよいよ近づいていることを確信します。

さらに険しいアップダウンを進みます。もう体力の限界かと諦めかけた瞬間、視界の先に、巨大な黒い物体が戯れていました。19頭のゴリラの群れです。長年の念願かなって、ついに野生のゴリラに逢うことができました。堂々とした風貌は神々しさで眩しいほどです。深い感動が静かに全身を突き抜けます。

旅の目的は、野生のゴリラとチンパンジーを観察し、そしてアウストラロピテクスが発見された洞窟を訪問することでした。ヒトとは何か。そのルーツを探究したかったのです。

ヒト科の生物は現在5種しかいません。ゴリラ、チンパンジー、ボノボ、オランウータン、そしてホモ・サピエンス（つまり人間）です。うちヒトを含む4種がウガンダに棲息しています。なかでも絶滅危惧種のゴリラは、世界の全700頭のうち、半数がこの森に棲んでいます。

映画「キングコング」のイメージが先行してか、ゴリラは誤解されがちです。決して屈強で凶暴な生物ではありません。むしろ繊細で神経質な草食動物です。ヒトに似て痛みに敏感で、ライオンやヒョウを避け、森の奥にひっそりと暮らしています。ストレスで下痢にもなります。

ゴリラやチンパンジーは声でコミュニケーションを取り、複雑な社会を作ります。この点でヒトと何ら変わりません。では「ヒトらしさ」とは何でしょうか。

数メートルの至近距離で観察しましたが、彼らの生活は平和そのものに見えます。ヒトのように俗世の煩悩に塗《まみ》れることも、死の恐怖に苛まれることもなく、現在を頼もしく生きています。ヒトとどちらが幸せだろう——しばし考え込みました。いや待て。彼らは私のように自分を他種と比べて、落胆することも、嫉妬することもないのでしょう。悶々とした思いを残しつつ、彼らの前を去りました。

帰り道も同様に険しい道程です。数時間の探索を終え、ようやく人道に出た瞬間、自然と安堵の笑みがこぼれました。

他の皆も同じだったようです。各国から集まった初対面の8名が、カタコトの英語で今しがたの興奮を、満面の笑顔で語り合います。あたかも以前から仲良し同士だったかのように。

そして、気づきました。ヒトだけが持っている大切なもの。それは笑顔だと。

ヒトは生まれた瞬間から笑顔を作ります。そして、死ぬまで笑います。

笑顔はヒトだけが持つ最強の武器。——歯が浮くような当たり前な事実を改めて再認した感動の瞬間でした。

# なぜ、ヒトは「社会」を作るのか

ヒトは社会性生物です。絆を大切にし、他者を助け、ときに助けられ、集団生活を営んでいます。互いに便宜や利益を与え合う「互恵」は社会性の根幹です。

集団を作る動物はヒトだけではありません。たとえば、ハチやアリの社会構造は驚くほど精巧です。分業制が完璧に行きわたり、各自が役割に徹し、ヒトの社会をはるかに凌駕する効率性を誇っています。そんな立派な自然界の諸先輩方を差しおいて、なぜヒトは自らをわざわざ「社会性生物」と自称するのでしょうか。

一つの答えは「文化の継承」です。ヒトは助け合うだけでなく、他者を模倣し、学習します。結果として、ある人の考えついた名案は、社会の構成員で共有され、さらに子や孫へと伝えます。生物界では通常、遺伝情報しか子孫に伝えられません。有益な発見や知識があっても、その世代限りで消滅します。しかし、ヒトは遺伝子と文化という二つの情報を後世に「二重継承」します。

こう書くと、サルも文化を伝承するではないかと反論されそうです。たしかに一部のサル集団では、食物の取り方や洗い方等が集団に伝播し、子孫にも伝えられます。こうした例は、ときおりテレビや雑誌でも取り上げられるため、有名になります。しかし、珍しいケースだからこそ「ニュース」になるという事実を忘れてはなりません。これがヒトだったら当たり前すぎて、ニュースにはなりません。実際、知恵を継承するサルはごく一部の集団で、大抵のサルは、知恵の継承どころか、「サル真似」すらしません。

ヒト特有の文化継承という慣習を、究極的に結晶化した形態が「学校教育」です。教育というシステムは、教師が（赤の他人である）子どもに知恵を伝授することで、迅速かつ画一的に文化を伝承することを可能にします。

一方、教育現場でなくとも、私たちは自然と学び成長してゆきます。この場合、学校とは異なり「教師」はいません。実は、この「教師なし学習」のほうが、ある意味で、人間らしい営みが反映されてきます。

では、教師不在の状況では、私たちは誰を頼りに情報を得るのでしょうか。フローニンゲン大学のモールマン博士らが興味深い論文を先月に発表しています[86]。

博士らは、二つの選択肢のうちどちらのほうが獲得金が多いかを、複数の人が集まって判断し、各人が徐々に学習してゆくという実験をデザインしました。この実験を通じて、「ヒトが何を参考にしながら意思決定するか」を調べたのです。その結果、大きく三つの型が存在することがわかりました。

一つ目は独学タイプです。他人の意見を参考にせずに、自分で試行錯誤しながら最適解を探し当てるというタイプです。二つ目は成功している人を真似するというタイプです。三つ目は「皆がそうするから私も」と、周囲の平均的な意見に従うというタイプです。

この三つの作戦のどれが有利に働くかは、状況によって異なります。つまり、どのタイプがベストかということはありません。逆に言えば、状況に応じて柔軟に戦略を変える必要があるということです。

ところが博士らは、どのタイプに属するかは人ごとに一貫していて、どんな状況でもほぼ変わらないことを見出しました。つまり、何を行動規範の基準とするかは、その人の思考癖になっていて、柔軟性が少ないというわけです。

モールマン博士はこう続けます。——どれが良いか悪いかでなく、こうした様々なタイプが集団に同居する「多様性」が、結果として社会全体の適応力を高めている。つまり、あなたがどんなタイプだったとしても、集団社会に役だっているというわけです。自分の個性そのものが「互恵」の一助となるとは、とても勇気の出る話です。

# Ⅳ 「気持ちいい」を科学する

# 「好きだから」が一番！

なぜその仕事に就いたのか——。そう質問された時にどう回答するかで、将来成功するかを予測できるという論文が発表されました。イェール大学のウルゼスニフスキー博士らが先月の「米国科学アカデミー紀要」で発表した論文です。[87]

行動を起こすためには、モチベーションが必要です。科学者ならば「大発見をしたい」「人類の役に立ちたい」「研究所長になりたい」などです。

モチベーションは人によって様々ですが、心理学的には二つに大別することができます。内発的動機と外発的動機です。ウルゼスニフスキー博士らは、あえて「内部動機」と「手段的動機」と分類しています。彼らの定義のほうが明確ですので、ここでは後者に沿って説明しましょう。

内部動機はいわば純粋なヤル気です。「なぜ研究をやっているのか」と問われ、「宇宙の神秘に惹かれる」「生命の謎に触れたい」と答えるのがそれです。要するに、好きだからやっているわけです。

一方、手段的動機は具体的な目標に向かうものです。「出世したい」「金持ちになりたい」「賞を取りたい」などです。内部動機との決定的な違いは、他に代替方法があること。これらの目的を達成するためには、他にも手段があることに注意してください。名声や収入のためならば、方法はいくらでもあります。「研究をする」ことは、目的に至るための手段の一つにすぎません。これが「手段的動機」と博士らが呼ぶ理由です。

一方、内部動機には代替がありません。自然の神秘を解き明かす研究をしたいのならば自然科学者になるしかないのです。険しい山に登りたいと燃える登山愛好家、美しい絵を描きたいと渇望する画家、患者を治したいと願う医者、大きな魚を釣り上げたいという釣り人、いずれも「そうする」ほかに、目的を達成するルートはありません。これが内部動機と手段的動機の決定的な違いです。

さて、ご褒美をもらうことで気合が入ることは誰もが経験したことがあるはずです。ご褒美のために働くのは、典型的な「手段的動機」です。しばしば、ご褒美が欲しいから働くようでは「目的が不純だ」と咎められることがあります。つまり、手段的動機は内部動機に比べて、一段下に見られます。

では、内部動機と手段的動機を両方とも持っていたらどうでしょうか。これを調べたのが、冒頭で紹介したウルゼスニフスキー博士らの研究です。

博士らは米国陸軍士官学校の士官候補生1万人以上を14年にわたって調査しました。陸軍士官を志した理由について31項目のアンケートを取りました。「軍隊そのものが楽しい」と内部動機を挙げる人もいれば、「出世したい」「国のために」「家族を守るために」と手段的動機を挙げる人もいます。そんな候補生たちが、その後いかに成功したかを、将校に就役できたかを基準に判定しました。

まず、内部動機の強い人のほうが、弱い人よりも、1・5倍ほど将校にまで出世できる確率が高いことがわかりました。将校になった後に5年間仕事をやめずに継続できた人も2倍の数になりました。これは予想通りでしょう。ところがおもしろいことに、たとえ内部動機が強い人であっても、手段的動機を多く持っていると、将校になる率が20％も下がってしまうのです。

ヤル気を維持するためには、目標や夢は多いほどよいと、つい考えがちです。しかし実際には逆で、目標を多く掲げる人ほど、案外と仕事が長続きしないのです。自分の行動を理論武装で正当化する人は、そこまでして正当化しなくてはならない何らかの裏の心理が、本人にも気づかない部分に存在しているのかもしれません。理由はともあれ、「単に好きだからやっているだけ」という人が最終的によい成果をあげていることは確かです。

今回の論文は、「夢や目標を持て」と一方的に指導する現在の子ども教育のあり方に、一石を投じるものです。結局は、「好き」が肝心。好きに理由などないのです。

# 視点の変換は快感になる

時節の変わり目に、視点の刷新を促すため、研究室の学生たちによく次のようなシーンを想像させます。

――20年後の自分をイメージしてください。人生には何があるかわかりません。なんとか就職はできたものの、ときに仕事の現場で手抜きをしたい願望を抑えるのは難しいものです。結局は今の自分の延長。仕事に熱意を注ぎつづけることができず、なんとなく日常の業務に流され、平凡な毎日を過ごし、目立った成果もあげられず、当初に期待していたほどの人生を送っていないかもしれません。そんな冴えない日々を過ごすある日、突然、神様が現れました。

神「お前は後悔しているのか」

私「……」

神「ここにタイムマシンがある。乗るか」

私「精一杯やり直します」

神「よろしい。すべてをリセットし、20年前に戻してやろう」

そんな会話を経て、今まさに現在に戻ってきた――。それが今のあなただと思ってく

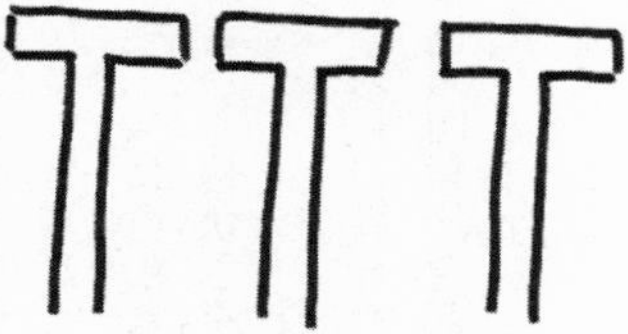

図1　太いT字型のパイプ

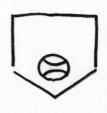

図2　ホームベースに置かれた野球ボール

ださい。ほら、不思議と全身にやる気が漲《みなぎ》りませんか。

同じ世界であっても、視点を変えて眺めると新鮮に映ります。新しい解釈や世界観を得ることもあります。こうした視点の変更は「リフレーミング」と呼ばれます。リフレーミングは、単に新しい視座を与えるだけでなく、ひらめきやユーモアの源となることも知られています。

このように、ヒトには視点を自在に変更できる能力が備わっています。この能力はどこからやってくるのでしょうか。南カリフォルニア大学のアミール博士らが、先月の「大脳皮質」誌に発表した論文を紹介しましょう[88]。

上の図1を見てください。太いT字型のパイプが描かれています。しかし、これを「トランペットのピストンです」と説明されたらいかがでしょう。「ああ、なるほど」と思いませんか。この感覚を英語で「アハ体験」と言います。茂木健一郎さんが日本に広めたのでご存じの方も多いでしょう。アハ体験はひらめきの原動力となる視点変換の能力です。

一方、ユーモアは少し異なるプロセスです。前ページ図2を見てください。野球のホームベースに置かれたボールです。これを「王貞治さんの似顔絵」だと説明されると、なんとなく愉快さを感じます。こちらは「アハハ体験」です。

アハとアハハの瞬間の脳の活動を調べたのが、今回紹介するアミール博士らの研究です。どちらの場合も多くの脳部位が活動しましたが、中でも私の興味を引いたのはＴＰＪ（側頭頭頂接合部）です。ＴＰＪはアハハのときにより強く活動しました。

ＴＰＪは自分を客観的に眺めるための脳領域です。実際、ＴＰＪを人工的に電気刺激すると、幽体離脱が生じ、自分を体外から眺めることができます。つまり、ユーモアは、視点が転移するという意味で、幽体離脱と進化的ルーツを共有しています。

野生動物の場合、ＴＰＪは自分のいる場所を感知するのに役立っています。同じ場所で右を向いたときと、左を向いたときでは、視界に見える風景は変わりますが、自分の位置は変わりません。視覚情報にとらわれず、「一定の場所にいる」という不変性を認知するためには、自分を客観的な視点から把握して、脳内情報を補正することが必須です。これを実行するのがＴＰＪです。

ユーモアを理解する能力が、進化的には、「場所」を感知する能力から派生している――。この意外な事実を知るだけでワクワクします。しかし、そもそも、こうした事実を認知してワクワクすること自体が「視点の転換」によるアハ体験そのものであるという、なんとも不思議な入れ子状態が、さらなる快感を刺激します。

まさにこれです！ アミール博士らは、解釈の視点変化が生じる瞬間には、ＴＰＪだけでなく、脳の報酬系（快感を惹起《じやつき》する神経系）も活性化することを示しました。新しい視点でものごとを眺め直すことは、脳にとって本質的な快感なのです。

# 「美味い」は快感

美味しいものを食べることが大好きです。いや、この言い方は不適切です。美味しいから好きなのではなく、正しくは、好きな食べ物を「美味しい」という言葉で表現しているにすぎません。ところが日常的には、「美味しいから好きだ」と因果をひっくり返した奇妙な表現を平然としています。

逆に言えば、食の快感は、原因と結果が逆転する矛盾を気づかせないほど、圧倒的だということでもあります。栄養を満足に得ることは、生殖と同様、種の保存に必須なことですから、食から得られる快感が圧倒的だったとしても一向に不思議ではありません。

味覚は主に、甘味・苦味・酸味・塩味・旨味の五つから成ります。この五つの味覚のうち、生得的に快感をもたらすのは、甘味と旨味の二つだけです。この二つの快楽は絶対的です。

甘味の成分は糖分です。熟れた果物に多く含まれています。一方、旨味は少し複雑ですが、多くはグルタミン酸やイノシン酸など、アミノ酸や核酸です。肉に多く含まれています。果実や獣肉のように栄養価の高い食物を、衝動的に求める本能が備わっていることは、生存に有利に働くはずです。その末裔である現代人は、ときに高級レストランという、原始人からすれば奇妙な環境で、高額を費やして、甘味や旨味を享受しているわけです。

ところで、ヒトの歯の並びは、ライオンなどとは異なり平坦で、生肉を噛みちぎるのには不向きです。また、走行能力も、チーターなどの野生獣にはかないません。では、肉食も狩猟も不得手な原始人は何を主食にしていたのでしょうか。

一説によれば「骨髄」のようです。[89] ライオンやハイエナが肉をきれいに削ぎ取ったあとの骨を、石で砕き、中心部にある骨髄を吸って食べたというわけです。

骨髄の栄養価は肉をはるかに上回ります。さらに旨味成分も豊富ですから「美味しい」のです。私たちが現在でも豚骨ラーメンやテールスープのように骨髄系の食事に魅かれるのは、進化的にも納得ができます。

旨味成分は細胞に閉じ込められています。細胞が壊れると中から滲み出てきます。植物の細胞は、頑強な細胞壁をもち、壊れにくいですから、旨味成分を取り出すには工夫が要ります。てっとり早い方法は加熱です。熱せられると細胞が破砕されて、旨味成分が滲み出してきます。和食でいう「ダシを取る」とは、この旨味成分を熱化学的に抽出することです。

ただし、単に加熱するだけでは旨味成分を得るには完璧ではありません。旨味成分であるアミノ酸や核酸は、もともとはタンパク質やDNAなどの巨大分子です。分子が巨大なままでは旨味は感じません。巨大分子がアミノ酸や核酸に分解されて、はじめて旨味成分として感じられるようになります。

巨大分子を分解する方法の一つが、再加熱です。加熱によって細胞を破砕した後、一旦冷やし、再度加熱すると、タンパク質やＤＮＡがダメージを受け、うまく分解が進みます。煮物やシチューが、翌日さらに美味しくなるのはこうした理由によります。

加熱すること以外にも、旨味を得る方法があります。細胞自身のもつ分解酵素や細菌を利用する方法です。たとえば、熟成させたり、干物にしたり、発酵させたりする加工が該当します。これらの一見面倒な手順は、化学反応によって旨味成分を得る方法なのです。加熱に比べて時間はかかりますが、やはり巨大分子が崩壊して、旨味成分が出てきます。

食文化は化学実験の権化です。人類は旨味成分の抽出ノウハウを、長い経験と現場実証を通じて蓄積してきました。濃縮された旨味成分は、舌の快感ツボを集中的に刺激します。

美食とは、さしずめ「舌の性感マッサージ」といって語弊はないでしょう。美味しいものを食べることは、舌の快感を自ら刺激して悦に入る、究極の自慰《オナニー》行為なのです。

## 快感と不快は紙一重

快感と不快感は正反対の感覚のように思いますが、実はメビウスの輪の表裏のように紙一重の違いでしかないようです。

たとえば、エルサレム・ヘブライ大学のアヴィーザー博士らは２０１２年の「サイエンス」誌で、顔写真だけを見せて、その表情から、性的エクスタシーに浸っているのか痛みに苦悶しているのか、あるいは、音楽に陶酔しているのか試合に負けて悔しがっているのかを、言い当ててもらう実験を行っています。[90] 実験の結果、顔だけからは相手の心理状態をまったく区別できないことがわかりました。つまり、快と不快は極限状態では同じ表情になるのです。

赤ちゃんは、オシッコをしたときや、眠たいときに泣きます。この泣き声を、つい「オムツを替えてほしい」「布団で寝かせてほしい」という要求だと勘違いしがちです。もちろん乳児にはそんな高度な要求はできません。単に不快だから泣いているのです。

オシッコをするタイミングと泣き声をあげるタイミングを測定するとわかります。泣くのはオシッコをする直前か、しはじめです。つまり、濡れたオムツが気持ち悪いから泣いているのではありません。尿意や排尿が不快なのです。眠いときも同じです。乳幼児が就寝前にグズるのは、睡魔が不快だからです。

大人にはこの不快感は理解しがたいでしょう。なぜなら私たちは経験的に、オシッコをすればスッキリし、睡魔が来たら心地よく眠りに落ちることを知っているからです。つまり、生得的には不快であるはずの生理感覚を、後天的な学習によって「解放の前兆」という信号に読み替えて、官能的快感として味わっているわけです。

この心理構造を理解するためには、アクセルとブレーキの心身バランスを説明しなくてはなりません。

私たちの身体は、アクセルを全開にすることはありません。アクセルを踏むときには同時にブレーキも踏み込みます。たとえば、腕を伸ばすときには、伸筋を収縮させるだけでなく、屈筋も収縮させます。ただし伸筋のほうが強く収縮するので、結果として腕が伸びるのです（火事場の馬鹿力や重量挙げはアクセル全開に近づく特殊なケースです）。

痛みについても同じことが言えます。「痛い！」と感じるときには、同時に「痛くない！」という脳内信号も走ります。[91] 痛みを消す神経物質はエンドルフィンやエンケファリンとして知られる「脳内麻薬」です。この鎮痛の信号系は、同時に、最高の快感をもたらす神経系でもあります。

ときに「痛さが快感」という趣味の方がいますが、これはアクセルとブレーキのバランスがブレーキ側に偏っていて、痛みを感じるときに脳内麻薬が多く出るために、痛覚に随伴する快感が前面に出てくるのです。

ちなみに、辛味を感じる神経は、舌に存在する「痛み」の神経です（だから、辛味は「味覚」には分類されません）。動物に辛いものを食べさせればよくわかります。辛さは本質的には不快です。痛覚だからです。

ところがヒトは、料理に香辛料を好んで使います。体質の差もあるとは思いますが、一部の人は、辛さに異常なほどの愛着を示します。これも痛みを快楽が克服している状態、いわばバランス崩壊症です。

これは特殊な話ではありません。本来は不快であるはずのオシッコやまどろみを快感として経験するのも同じ原理で、いわば学習性マゾヒズムです。

長距離ランニングに快感を覚えるランナーズハイ、仕事をしないと気がすまないワーカホリック、苦味飲料であるコーヒーやビールの愛飲——。ヒトという生物はメビウスの輪の快と不快を往来する性的倒錯《パラフィリア》なのです。

# 可能性を秘める「共感」と「同情」の研究

共感と同情は似て非なる感情です。「同情するなら金をくれ」は古典的TVドラマ「家なき子」の名セリフですが、これが「共感するなら金をくれ」となるとニュアンスが変わります。

共感は、相手が苦しんでいる感情を自分のことのように感じ、苦しむことです。一方、同情は一歩先んじた感情で「お気の毒に」「かわいそうに」と憐れに思う心の動きです。

カウンセリングでは同情よりも共感が重視されます。共感が相手と同じ立場にたって共鳴するのに対し、同情は他者の視点から（「苦しんでいるのが自分でなくてよかった」という前提のもとに）相手の心情を察するという突き放した態度を含んでいるからです。

とはいえ、同情は不適切な感情ではありません。特にヒトの場合は、憐憫《れんびん》は利他行動の駆動力となります。困っている人を放っておけず、ボランティアや募金といった救助行動をとるのです。

ところで今、私は「ヒトの場合は」と書きました。ヒト以外の動物には同情はないのでしょうか。シカゴ大学のバータル博士らは3年前の「サイエンス」誌で、ネズミが罠にかかった仲間を助ける決定的瞬間の映像を発表しています。[92] 興味深いことに、事前にエサを食べてから助ければ、エサの取り分が減らずに済むという状況でも、ネズミはまず仲間を助けてから、エサを山分けするほうを選択するのです。一緒のケージで暮らしていた仲間だった場合には、さらに助ける傾向が強くなります。[93]

利他行動は脳のどこから生まれるのでしょうか。私の研究室ではネズミを用いて共感の実験をしています。ネズミは、電気ショックに怯えている仲間を見ると、あたかも自分が電気ショックを受けたかのように怯えます。この心理的コピーは、自閉症のネズミでは観察されません。自閉症の状態では、相手がどんな心境にいるかをうまく読めないのでしょう。

共感している最中の脳活動を調べると、ある脳部位が浮かび上がってきます。ACCです。「前部帯状皮質」と訳されます。

共感の源を求めてACCに辿り着いたのは意外なことでした。なぜならACCは「痛み」に関与する脳領域だからです。つまり、この事実は、自身の痛みを感じるために備わった脳回路が、他人の痛みを理解するときにも活性化することを示しています。他人の苦痛を自分の心の出来事として追体験するのです。

先月スタンフォード大学のパルヴィジ博士らが「ヒトのACCを電気刺激するとどんな感情が生じるか」という大胆な人体実験を行いました。[94] 得られた結果に、私は衝撃を受けました。

苦痛を司る脳部位ですから、刺激すればつらい思いをするだろうことは予想できます。実際、ある実験参加者は「運転中に嵐にあって困った」というシーンが思い浮かんだそうです。ところが生じた感情はそれだけではありませんでした。「この困難をなんとかして克服したい」という強靭な意志が同時に芽生えるのです。「あの峠を越えれば嵐を抜ける。よし、頑張ろう！」と。

これはおもしろい発見です。ヒトの脳に「現状を打破するために直面する困難を克服しよう」と欲する回路が備わっているという点も重要ですが、これがＡＣＣの刺激で生じる点は見逃せません。ＡＣＣは「共感」を生む脳部位でもあるからです。「共感」自体は単なる苦しみですが、これを克服しようと思うことは「同情」です。つまり、共感ＡＣＣ回路は「なんとしても困っている人を助けてあげたい」という利他願望から同情を生み出す可能性があるのです。

共感や同情の研究はまだ緒についたばかりですが、早くもその関連性の糸口が見えはじめているように感じています。

# 他人の不幸は蜜の味

プッチーニのオペラを聴きながら、この文章を書いています。美しいメロディとウィットに富んだ台詞が融合された傑作「ラ・ボエーム」です。幕切れで恋人が亡くなるシーンは何度聴いても泣けます。

不思議です。なぜヒトは悲劇を書き、悲劇を鑑賞するのでしょう。自分が失恋したり、受験に失敗したり、身内を亡くしたりしたら、胸が刺されるような苦しい思いをします。「この様なつらい思いは二度としたくない」と願うことでしょう。

悲しい現実は嫌う一方で、悲しい物語に酔いしれるのはどうしてでしょうか。

東京大学の岡ノ谷一夫博士らは昨年、悲しい音楽を聴くことは、実は悲しいことではなく、むしろ快感であることを示しています。[95]この発見は重要です。知覚と情動は必ずしも一致しないことを示しているからです。頭では悲しい歌だとわかっていても、感情としては「快感」なのです。

ボーリング・グリーン州立大学のパンクセップ博士らは、悲しい音楽は楽しい音楽よりも効率よく快感を引き起こすことを示しています。[96]悲しい音楽によってもたらされる快感は、オルガスムスにも似た鳥肌の立つ快楽です。このことから脳の報酬系が活性化していることが想定されます。

悲しい音楽（あるいは短調の曲）がもたらす「快」については、古来多くの識者が論じています。近年の著作ではメリーランド大学のレヴィンソン博士の考察がよく知られています。[97] 博士は人が悲しい音楽を好む理由を列挙しています。

わかりやすい理由は「心の共有が心地よい」というものです。喜怒哀楽を他人と分け合うことは人の社会には必須です。実際、他人と心の波長が合うと気持ちがよいものです。この心理の延長で、悲しい音楽を通じて作曲家や歌手と同化することに快感を覚えるようになったという説です。

博士はほかに「悲しみを感じることのできる自分を確認するのが喜ばしい」という心理も挙げています。悲しいイベントは頻繁に起こるわけではありません。毎日が親族の葬式だということはありえません。慟哭《どうこく》にむせぶことのない日々のほうが多いはずです。そんな平凡な生活を送っていても、情動が枯渇していないことを「悲しい音楽に同情できる自分」の姿を通じて確認しているというわけです。

こうした一連の研究の流れで、ベルリン自由大学のタルッフィ博士らが先々月に発表した論文が重要です。[98] 博士らは、悲しい音楽を聴く心理を772名に詳細に尋ねました。するとも、もっとも多い感情は「ノスタルジー」であることがわかりました。自分の過去に生じた類似の経験を追憶し、感傷に浸るのです。博士らは同じ調査で、実はその追憶の裏で「音楽はあくまでも架空であって、現実の自分とは無関係だ」と強く認識していることを明らかにしました。「どうせ自分ではない」という安心感が快感なのです。

なぜ安心感なのでしょうか。根深い業です。悲しいかな、ヒトは本質的に他人の不幸が快感なのです。そんな卑劣な感情が自分に宿っていることは認めたくないかもしれません。しかし、他人が失墜すると確かに脳の報酬系が活動するのです[99]。動物たちの長い進化の過程で「仲間を蹴落としてでも自分の遺伝子を残したい」と願う自己保存の本能が育まれ、これが今でもヒトの無意識の脳に宿っているのかもしれません。

悲しい音楽を求める心理に、そんな背徳的な快感が潜んでいるとは意外な気がしますが……。おっと、そろそろ「ラ・ボエーム」の終幕になりました。ここで筆をおき、主人公の悲しみを、「所詮は他人事だ」と、悲しみ興じたいと思います。

## 退屈の苦痛にヒトは耐えられない

仕事に忙殺されていると、ふと、我に返ることがあります。「一体何が楽しくて馬車馬のように働いているのだろう。たまには丸一日休みをとって、のんびり羽を伸ばしたいものだ」。ときには「もう時間に追われる生活はまっぴらだ。早く引退して優雅な老後生活を楽しみたい」とさえエスカレートすることもあります。

すると友人が忠告してくれます。「何もすることがないのに憧れるとはないものねだりだ。仕事のできる現状に感謝しなくては。第一、時間を持て余す生活なんて案外と退屈なものだ」

この忠告がまさに正しいことを示す実験が行われました。今月の「サイエンス」誌に発表されたヴァージニア大学のウィルソン博士らの論文です。[100]

博士らは605人のボランティアを集め、小部屋で何もせずにボーッとしてもらいました。部屋はがらんどうで、飾り一つありません。もちろん本や筆記用具や携帯電話の持ち込みは禁止です。6～15分過ごしてもらってから部屋から出てもらい、「何もしない経験」がどうだったかを訊きました。

仕事も勉強もしなくてよいなんて、何とも幸せそうですが、実際には「楽しくなかった」「苦痛だった」という回答が多かったのです。あれやこれや思考が散乱し、考える内容はもちろん、考えるという行為そのものに集中することが難しかったそうです。部屋には集中力を削ぐ刺激や誘惑が一切ないにもかかわらず集中できないのですから、ヒトの心は何とも不思議なものです。

今回の実験は18歳から77歳までの男女を対象に行われましたが、この傾向は年齢や性別には関係なく見られました。

では、無刺激な環境に放置されるのは、どれほど不愉快でしょうか。これを調べるために博士らは、部屋に電気ショック装置を用意しました。この装置は、ボタンを押すと足首にビリビリと電気が流れる仕組みになっています。この電気ショックによる不快感と、退屈による不快感を比べようというわけです。

実験前に、この電気ショックを参加者に体験してもらいました。参加者全員が「不快な刺激だ」と答え、うち76％は「二度と電気ショックを受けたくない。再度受けるくらいなら5ドル払うほうがましだ」という選択肢を選んでいます。

ところが驚いたことに、この部屋に15分間滞在してもらったところ、34％の人が、自ら進んで電気ショックのボタンを押したのです。退屈の苦痛は電気刺激の不快を凌駕するのです。何もすることがないくらいなら、苦痛を受けるイベントがあったほうが、まだマシだということです。

この傾向は男性のほうが強く、男性の67％がボタンを押しました。15分間に2回以上押した人もいるようで、平均1・5回という回数が出ました。

ウィルソン博士らは「ヒトの心は外界とつながるようにデザインされている。たとえ一人でいるときでも、心の焦点は現実世界に向けられている」と述べています。

京都には「哲学の道」と名のついた小路があります。心を旅する哲学者や芸術家も、部屋に籠もって内面に向き合うよりも、散策しつつ外界刺激からインスピレーションを得ることが多かったのでしょう。

心は外界と接続されて機能を発揮します。これが心の自然なあり方です。だから、心を外界から隔離するためには、ヨガやマインドフルネスなどの特殊な精神トレーニングが必要になります。鍛錬なくして孤独に耐えることは難しいものです。こうした事実を指摘した上で、ウィルソン博士らは論文を次のように結んでいます――「未熟な心は孤独を好まない」。

どうやら優雅な老後生活を堪能するためには、それを楽しむことのできる「心」を事前に鍛錬しておく必要があるようです。友人の忠告に従って、仕事に追われているほうが、今の私は気楽な生活が送れそうです。

# 「気が合う」とはどんな状態か？

ヒトは社会性の生物です。社会内部の関係性をミクロに見ると、多くの場合、集団同士の関係ではなく、個人対個人の関係であることがわかります。つまり、個人同士が複雑に絡み合い、「社会」という非線形な挙動が創発されることが、集団の基本原理です。

とはいえ、人には個性があります。一人として同じ人はいません。当然、気が合う人とそうでない人が出てきます。では、この「気が合う」という状態を一体どう定義したらよいでしょうか。場合によっては、一方的に気が合っていると勘違いしている状況もあるかもしれません。これを真の意味で「気が合う」と言ってよいのでしょうか。

誰もが「気が合う」状況を経験したことがあるはずで、それがどんなものかを知っているはずなのに、いざ厳密に定義しようとすると、指から落ちる砂のように、実体が不鮮明になってしまいます。

「気が合う」を科学的に解明しようと試みている研究者がいます。ここではプリンストン大学のハッソン博士らの研究を紹介しましょう。２０１０年の「米国科学アカデミー紀要」に発表された論文です。[101] 脳活動の画像データから重要なヒントが得られています。

博士らは、ｆＭＲＩを用いて、自然体で会話している二人の脳活動を撮影しました。

すると、会話が成立しているときには、話し手と聞き手の脳の活動パターンが似ていることがわかりました。活動の同期は前頭葉、側頭葉、頭頂葉などを含む脳全体で生じていましたが、会話が嚙み合わないと、とたんに同期は消えました。

　つまり、心理同調して会話が弾んでいる状態とは、「脳活動の時空パターンを相互にコピーし合っている状態」だと言えます。会話が弾むことを「心が通じ合う」「心がつながる」などと言いますが、この表現は脳活動の観点からも裏付けられるわけです。

　会話中の脳同期のパターンを詳しく調べると、興味深いことがわかってきました。厳密に計算すると、脳の活動は完全にシンクロしていません。話し手に比べて、聞き手の活動にわずかな「遅れ」があります。相手の発話を聞いて理解しますから、相手よりも脳活動が遅れるのは、いわば当然のことです。平均して3秒ほどの時差がありました。

　ところが驚いたことに、ある脳部位では、むしろ逆に、聞き手のほうが早く活動をはじめていたのです。左半球の後部上側頭回です。この脳領域の活動が強ければ強いほど、会話が嚙み合っていました。[101,102] これは一体どういうことでしょう。

　後部上側頭回は「予測」に関わる脳部位として知られています。つまり相手が次に何を話そうとしているかを先読みし、予測を的中させながら会話をしている時間帯が、会話が弾んでいる状態というわけです。確かに、会話の先行きが読めない状態では、気が合っているとは感じません。こう考えると、「気が合う」とは、相手の意図を「言葉が発せられる前に理解する」ことだと言えそうです。

もし、脳の最も大切な機能を一つだけ挙げよと問われれば、私は「準備」を挙げます。予想して、備えることです。ハーバード大学のバー博士も、脳を「プロアクティブ（先を読んで行動すること）な臓器」と呼んでいます。[103] 次に起こることを予期しながら適切な選択をすること——。これが脳の仕事の中核です。この準備の照準が、会話の相手に合致したとき、私たちの心は「気が合った」と感じるのです。

## 仲間はずれは必然的に生まれる

楽しみにしていた学級遠足の当日。朝、家の黒電話が鳴ると、もしや悪天候で中止かと、嫌な予感がしたものです。

いまでこそ学校からの連絡はEメールで一斉配信するのが当たり前ですが、当時は、生徒たちが連鎖された「連絡網」に沿って電話を掛け継いで、クラスメート全員に情報を伝えるシステムが採用されていました。原始的ではありますが、もれなく情報が行き渡るという点では合理的でした。

連絡網でなく、口コミで情報を自然拡散させたらどうなるでしょうか。情報がすぐに届く人もいれば、なかなか届かない「情弱」な人も出てくるでしょう。もしかしたら、まったく情報が行き届かない孤立した人もいるかもしれません。

先々月の「プロスワン」誌に発表された二つの論文が、重要な点を指摘しています。ともにシンプルなコンピュータシミュレーションを通じて、数学的にみて「孤立」が必然的に生じる現象であることを示しています。

まず、杭州師範大学のリュウ博士らの研究から紹介しましょう。[104] 博士らはコンピュータ内の仮想世界に住む大勢の「人」を用意しました。実世界では社会構成員の全員が互いを知っているわけではありません。そこで仮想世界の「人」を部分的につなげてみました。さらに実社会のように強い絆と弱い絆を設け、情報の伝達効率を制御しました。

　この「仮想社会ネットワーク」内で情報がどのように伝わるかを調べたところ、いかなるネットワーク構造を試しても、情報が行き渡りにくい「情報ブラインド」の地域（もしくは人）が、必ずどこかに生じることがわかりました。つまり、情報が行き渡らないのは、意地悪の結果でなく、人と人とのつながりの綾で生じる自然な現象だというわけです。

　次は、蔚山《ウルサン》科学技術大学校のキム博士らの論文です。[105] こちらは仲間はずれの発生原理に迫った研究です。一部の人々が集団から排斥される「村八分」は、誰もが心を痛める現象であるにもかかわらず、文化や時代、地域を問わず普遍的に見られます。こうした強い普遍性は、村八分が「集団」の本質原理に付随して生じる必然的な副次作用であることを暗示しています。

　キム博士らが設定した仮想世界では、人々は自分と好みが似ている集団に帰属したいという欲求に従って行動するようになっています。さらに人間社会を模倣するように、似たもの同士が多く集まれば集まるほど、その集団の魅力がますます増すようにも設定しました。実装したルールはこれだけです。

　シミュレーションを開始すると、人々はおのおのに小グループを作りはじめ、しだいに集団サイズが大きくなってゆきました。すると、どのグループにも属さない少数派が生まれ、社会全体から孤立してしまうことがわかりました。孤立者の選定に理由は必要ありません。社会構成員の「誰か」が、明確な根拠もなく犠牲になるのです。そして一度孤立しはじめると、一方的に拍車がかかり、もはや修復困難でした。

キム博士は、さらに重要な事実を提示しています。自分の好みをはっきりと示さず、メンバー同士が仲良くなるために利他的に奔走する「良い人」が集団内にいると、その集団はより強固になり、大きく成長しますが、意外なことに、その当人は仲間はずれの標的となり、集団から排斥されやすかったのです。

注意していただきたい点は、シミュレーションには、仲間はずれを作ろうという「悪意」が一切装備されていないことです。自分と似た人と一緒に過ごしたいという各人の「温かい心」が、社会の中で相互作用するだけで、その裏では、仲間はずれが生まれてしまうのです。

悶々とした気持ちが拭えない二つの論文です。たとえ仲間はずれが集団生活に必然的な結果だったとしても、だからといって無条件に肯定されるべきものではありません。むしろ私たち人類は、この数学的な宿命をどう賢明に乗り越えるかが試されているのだと思います。少なくとも私は、これらの論文をそう読みました。

# 音楽を楽しむのはヒトの特権

クラシック音楽が好きでよく聴きます。通勤中もイヤホンで聴きながら悦に入り、自然とリズムに乗せて体を動かしていることもしばしばです。ふと我に返り、公衆の場であったことを思い出し、恥ずかしい思いをします。

人と音楽は切り離せません。古来、どんな文明にも音楽がありました。人類最古の楽器とされる骨製フルートはさらに古く、4万年前のものが発見されています。音楽は芸術活動のなかでも絵画とならんで、とくに歴史が古いようです。

では音楽はいつ生まれたのでしょうか。ダーウィンは『人間の進化と性淘汰』のなかで「メロディやリズムはおそらくすべての動物が認識できるものであって、共通の神経系基盤がある」と記しています。これは正しいでしょうか。

音楽の3大要素はリズムとメロディと和音とされます。しかし、これは西洋音楽からの一方的な定義です。世界の音楽に目をやれば、この3要素がそろっていない音楽はいくらでもあります。和音がない民族音楽は珍しくないですし、メロディすらなく、リズムだけで構成されている音楽もあります。日本の伝統芸能の和太鼓などはその好例です。一方、リズムのない音楽は、どの民族を見渡しても、存在しません。つまり、リズムこそが音楽の核です。

子どもの成長を見ていてもわかります。リズムの認識は生後間もない新生児でもできますが、[106]メロディの識別が明示的にできるようになるのは生後4カ月くらいからです。[107]

たしかに、リズムは、心臓の鼓動や歩行など、生命に普遍的に見られますから、ダーウィンの言うように、（メロディはともあれ）リズム認識は、動物に共通した能力かもしれません。

ところが、タフツ大学のパテル博士はダーウィンの仮説に異議を唱えます。[108]「リズムに乗る」ことは、ヒトに特有な現象だと言うのです。ヒトは、リズムに合わせて手拍子したり、足を踏み鳴らしたり、体を揺らしたり、ダンスをしたりと、音楽に同調することができます。突然リズムが変わっても、すぐにリズムに合わせ直すことができます。

リズムへの同調は、ヒト以外の動物には難しいものです。サルに、メトロノームに合わせてリズムを刻むことを、根気よく1年間教え続けた研究者がいます。[109]ようやく学習したサルを調べてみると、ヒトの状況とは異なり、メトロノームの音からわずかに遅れてリズムを刻んでいることがわかりました。ヒトは次の拍がいつ来るかを予測し、メトロノームと同時か、わずかに早くリズムを刻みます。これが「リズムに乗る」の本質です。

もっと高等なサル、たとえばチンパンジーはどうでしょうか。3頭で試験したところ、うち1頭がリズムを正しく刻むことができたという報告があります。[110]しかし、成功したのは、ある特定のリズムだけでした。テンポを変えるとついていくことができず、柔軟な同調はできなかったようです。

教え方次第では、今後、サルたちにリズムが刻めることが発見されるかもしれません。しかし、動物は教えない限りリズムを刻むことができないという事実が、なにより肝心です。ヒトは教えられずとも、1歳になるころには自然とリズムに乗ることができます。

結局、音楽を嗜むことができるのはヒトだけだといってよいでしょう。言い訳がましいですが、イヤホンで音楽を聴きながら、ついリズムに乗ってしまうのは、恥ずかしいことではなく、ヒトであることの立派な証しなのです。

# 新発見は快感

いつものやり方で成功するよりも、新しい戦略で成功したほうが、脳の快感が大きい――そんな実験データが発表されました。先月の「サイエンス」誌に発表されたフランス国立保健医学研究所のケクラン博士らの論文です。[111]

私たちはつねに「情報探索」と「情報利用」のどちらかを選択しながら生きています。[112]たとえば、新しい街に引っ越してきた場合、近所のレストランはどれが好みか、まずは自分で確かめてみる必要があります。これが「情報探索」で、知識を集めるという行為です。

しばらく探索すれば、どの店が自分の好みかがわかります。もはや試行を続ける必要はありません。好みのレストランに通えばよいのです。これが「情報利用」で、集めた知識に基づいた行動をします。

とはいえ、店の常連客であり続けるのは得策であるとは限りません。最近開店した別のレストランのほうがおいしい料理を提供している可能性があるからです。あるいは、かつて気に入らなかった店が、今ではシェフが代わり、見事な料理を出しているかもしれません。

ですから、ときには浮気をして、贔屓《ひいき》の店とは別のレストランをチェックしなくてはなりません。決め打ちで「情報利用」ばかりするのではなく、「情報探索」も織り交ぜて知識をアップデートするのです。

では、脳はどのように情報探索と情報利用という二つの作戦を切り替えているのでしょうか。ケクラン博士らは、この疑問に答えようと、脳の活動を測定しています。すると想像どおり、多くの脳部位が鍵を握っていました。

たとえば、現在の選択が成功するかどうかを判断するときには内側前頭前野が、他の選択肢の成功率を推測するときは前頭極皮質が、選択戦略を変更するときには線条体が活性化していました。さらに、選んだ行動が成功だったときは側坐核が、失敗だったときには前部帯状皮質（ＡＣＣ）が活性化しました。

多くの専門用語が出てきて混乱しそうですが、要するに各行動や価値付けを担当する専用の脳回路があるということです。

中でも注目に値する部位は、失敗したときに反応するＡＣＣです。ここは元来、痛みに反応する脳回路です。つまり、元来は痛覚専用回路だった脳部位が、「失敗したこと」の不快感を検知するために使い回されているわけです。「痛い失敗」という表現がありますが、脳の視点からも言い得ています。

もう一つ重要な発見は、側坐核の活動が、情報利用で成功したときよりも、情報探索で成功したときのほうが強かったことです。つまり、いつもの店でおいしい料理を食べるよりも、新しい店に挑戦しておいしい料理に出会ったほうが、たとえ同じおいしさであっても、快楽が強いというわけです。

いつもの帰宅路とは違う近道を発見したとき、常法とは異なる独自の解法を発見したとき——。そんな意外な発見は、たしかに嬉しいものです。

情報探索は、宝くじを買うようなもので、いわば「賭け」です。成功するとは限りません。この不安定な心理状態は「不快」です。この場合、そこから抜け出すこと自体が快感となります。ひいては、選択するという決断自体が快感となります。そのうえ選択の結果うまくいったとなれば、さらに快感が加算されます。だから情報探索で成功したときの喜びは「ひとしお」なのです。ヒトが決して安住せず、つねに「何か」を模索し続けてしまう秘密は、ここにあるように思えます。

# ネズミも後悔する

作家のエリック・シーガルは「愛」を定義してこう述べました――「愛とは決して後悔しないこと」。

洒落《しゃれ》た表現です。尽くした努力に見返りを求めない、不毛に終わっても嘆かない。後悔の生じる余地のない献身の態度こそが、真実の愛だというわけです。

そこで問います。そもそも「後悔」とは何でしょうか。後悔の心理的ルーツについて考えてみましょう。

一般に、自分の境遇を残念に思う感情には二つあります。落胆と後悔です。落胆は期待していたよりも悪い結果になって、ネガティブな感情になることです。一方、後悔は、自分のとった選択により（もしくは行動をとらなかったことにより）悪い結果になったことへ抱くネガティブな感情です。つまり、後悔は落胆よりも高度な感情です。「もっと良い選択肢があったかもしれない」と、一歩引いた位置から自分を俯瞰《ふかん》的に省みる必要があるからです。

落胆ならば、ヒト以外の動物でも確認されています。たとえば、サルの脳は、エサを得たとき、快感神経系が活性化しますが、エサが予想よりも少なかった場合には、逆に快感活動が減少します。[113] つまり落胆は、「快感の抑制」という形で脳内で処理されているのです。

では、後悔はどうでしょうか。ヒト以外の動物に後悔の心理はあるでしょうか。きちんと調査されていないというのが実情です。

この謎に、ネズミを用いて果敢に挑んだのがミネソタ大学のレディッシュ博士らです。成果は今月の「ネイチャー神経科学」誌で発表されました。[114] 論文によれば、どうやらネズミも後悔するようです。

実験デザインが巧妙です。行動経済学の手法を取り入れたのです。四角形をしたサーキットにネズミを入れ、左回りにぐるぐると歩くよう訓練します。サーキットの四隅には、脇道が分岐していて、その奥にはエサが出てくるトレイがあります。分岐の入り口で待てば自動でエサが出てきます。待ち時間は一定でなく、最短で1秒、最長で45秒です。待ち時間の長さは音で知ることができます。音を聞いて、待ってもよし、飛ばして次のエサに向かってもよし――。行動の選択はネズミに任されています。

ネズミにも好みがあります。好きなエサならば多少の待ち時間でも我慢しますが、それほどでもない場合は待ち時間が長ければ、スキップして次にゆきます。

この選択に「後悔」の余地が生じます。ネズミの行動を観察すると、待ち時間がそれほど長くなかったのにスキップし、次に向かった先のエサの待ち時間が長かったとき、「やっちまった！」とばかり、先ほど通り過ぎたエサ場のほうを何度も振り返ります。

あるいは、ようやく出たエサを一目散に食べて次のエサ場に急いだりします。これは損失した時間を取り戻そうとする心理の表れで、ヒトにも同じ行動が見られます。

博士らは、後悔している最中のネズミの脳活動を記録しました。すると眼窩《がんか》前頭皮質に「取り逃がしたエサ」に反応する神経が見つかりました。重要な発見です。ヒトでも眼窩前頭皮質は、後悔に必須な脳部位であることが知られているからです。[115] どうやらヒトとネズミは、同じ脳内メカニズムを使って、「失敗した過去」を悔いているようです。

それにしても、後悔しているネズミとは、想像するだけで、妙に愛らしく、親近感がわいてきます。

# V 見えない世界

# 虫は二酸化炭素の匂いを感じている

先日、大きな手荷物を持って地下鉄に乗ったところ、目の前に座っていた男性が「どうぞ」と立ちあがりました。席を譲ってもらった経験は生まれて初めてで、照れくさい思いもしながら、その厚意を喜んで受け入れました。

そして、ふと思ったのです。「気が利く」とは何でしょう。たとえば、困っている人に席を譲る人は「気が利く人」です。逆に、困っている人の存在に気づかなければ「気が利かない人」です。では、気が利かない人は「私は気が利かない」ことに気づいているでしょうか。

困っている人の存在に気づいているのに席を譲らなかったら、それは「気が利かない人」とは言いません。それは「いじわるな人」と呼ばれます。つまり、気が利かない人は、困っている人そのものに気づいていないから「気が利かない」のであって、「自分は気が利かない」という事実にさえ気づいていないのです。ちなみに、他人の気の利かなさには気づくことができるため、他人の行為を「気が利かない」と指摘することができます。

こう考えると、人は誰しも、自身が想定している自分像よりは「気が利かない人」できます。

あることになります。自分が「いかに気の利かない人であるか」に気づく機会が少ないからです。

地下鉄に揺られながら、そう思い巡らせたのには理由があります。ロックフェラー大学のボシュホール博士らが、二酸化炭素を感知するセンサーを、ハエで発見した[116]ことが、頭に引っかかっていたからです。

ヒトは大気中の二酸化炭素の濃度を感知できません。しかし、ある種の昆虫は二酸化炭素を感じます。たとえばスズメガは、開花直後の花が発する二酸化炭素を感知します。若い花には蜜が多く含まれていますから、二酸化炭素を感知できることはエサ探しの助けになります。また、メスの蚊は血を吸う相手を探すために、動物の呼気に含まれる二酸化炭素を感知します。

ボシュホール博士らの発見の衝撃的だった点は、二酸化炭素のセンサーがなんと嗅覚であったことです。私たちにとって二酸化炭素は無臭ですが、虫は「匂い」を感じていたのです。

思えば、地磁気や超音波や紫外線などのように、ヒトが感じることができない情報も、ある種の動物たちが知覚できることは珍しくありません。しかし、ここで考えてみてください。「ヒトは感じない」となぜ知ることができるのでしょうか。

理由は簡単です。ヒトは何らかの装置を用いて、その「情報」を計測できるからです。たとえば、方位磁針という道具を用いれば、この世には磁界が張り巡らされていることを測定できます。と同時に、私たちは知覚として地磁気を「感じない」ことも理解できるようになります。

無能の認知——。当たり前のようでいて、とても重要なことです。なぜなら人が測定できない（あるいは思いもよらない）環境情報については、人は「感じていない」ことさえ知る由がないからです。この意味では、冒頭で述べた「気が利く」と似ています。気づかないものは気の利かせようがないだけでなく、自分が「気の利かない人」であることにさえ、気づくことができないのです。

こう考えると、生物界には、まだヒトが調べきれていない、未知の感覚情報があるのではないかと想像できます。虫の二酸化炭素のセンサーが発見されたのはわずか数年前です。思いもよらない情報を、まだまだ動物たちが感じているにちがいない——。そう考えると、ワクワクすると同時に、ヒトが見ている「世界」とは一体何なのだろうと、急に色褪せた気分にもなるのです。

# 実は携帯は細菌の温床だった！

携帯電話やスマートフォンは、いまや日常生活に欠かせない必需品となっています。電車に乗る人を見れば、たいていは半数以上の人が携帯電話をいじっています。

突出した利便性からか、「スマホ依存症」や「歩きスマホ」など、従来では考えられなかった現象も社会問題になっています。しかし、携帯電子機には、こうした弊害とは別に、衛生上の問題があることも知っておく必要があります。これを理解するためにも、まず感染について説明しましょう。

感染症の原因となる病原体の実体は、主に、細菌とウイルスです。細菌は食中毒や結核やコレラなどを、一方、ウイルスは風邪やインフルエンザや麻疹《はしか》などを媒介します。こうした病原体は、皮膚や粘膜から体内に入り込み感染します。ただし、健常な皮膚は、実のところ強力なバリアになっていて、怪我でもして、皮膚に傷がつかないかぎり病原体は侵入できません。ですから、感染ルートの大半は粘膜、それも口や鼻や目になります。つまり、顔です。

もう一つ重要な点があります。病原体は空中をほとんど舞わないということです。風邪に罹《かか》っている患者と、狭い部屋で長時間一緒にいるという実験をすればわかります。

なかなか風邪はうつりません。感染するためには物理的な接触が要るのです。つまり、唾液や鼻汁の付いたものに触れるという、いわゆる接触感染や飛沫感染です。

接触感染で注意すべき点は「手」です。手は周囲の様々なものに触れるための装置です。自ずと病原体に触れる機会が増えます。ですから、頬杖をついたり、頭を掻いたり、額の汗を拭ったり、目をこすったり、鼻をほじったりと、顔に手をやるクセがある人は要注意です。手と顔が接触すればするほど、病原体が体内に入る可能性が高まります。

ここまで説明すれば納得いただけるでしょう。携帯機は手で持つものです。手を介して病原体が付着する率が高いのです。

その上、細菌たちにとって願ってもない好条件があります。それはポケットの中です。

携帯機をズボンやジャケットのポケットにしまうと、太陽光（紫外線）は遮断され、体温によって保温され、汗によってたっぷりと水分が補給されます。暗所・温暖・多湿は、細菌にとって、またとない抜群の繁殖条件です。また携帯機の表面には豊かな栄養源である皮脂がたっぷりと付いています。細菌は猛烈な勢いで増殖します。

衛生学者のジム・フランシスの調査によれば、スマートフォンに生息する細菌は、なんとトイレの水洗レバーに付着する細菌の約18倍の密度になるといいます[117]。ですから、携帯機を食卓や枕元に置くことがいかに常軌を逸した行為かは、携帯機の代わりに使用中の便器を脇に置くシーンを想像してもらえば、十分に理解できるでしょう。

もちろん、携帯機を他人と貸し借りしたり、撮った写真を交代して見せ合ったりすれば、細菌は人から人へと容易に移動します。[118] また、医療の現場では、医者が使う携帯機が院内感染を助長していることが指摘されています。[119・120]

人は生涯に平均200回ほど風邪をひくといいます。延べ5年もの期間を咳や発熱に悶える計算になります。経済的損失は計り知れません。手洗い励行。携帯機は人と人が情報を伝え合うコミュニケーションのツールです。病原体を伝え合うツールにならないように注意したいものです。

# １００兆個もの細菌と共存する私たち

ミクロビオームという言葉をご存じでしょうか。ミクロビオームとは体内常在菌の集合体のことです。目には見えませんが、私たちの体には多くの細菌がすんでいます。一人あたり、種類にして数千、個数にして１００兆個もの細菌がすんでいます。

細菌は誤解されがちです。「知っている細菌の名前を挙げよ」と言われたら、どんな細菌を思い浮かべるでしょうか。結核菌、ペスト菌、Ｏ１５７……多くは病原菌だと思います。

実際には、細菌による害は、恩恵に比べれば微々たるものなのです。多くの細菌は有益、もしくは無害です。たとえば、皮膚や気道には、なんと体の細胞の10倍以上の細菌がすんでいます。その中には消化や免疫を助けてくれる有益な菌が少なくありません。つまり、菌とヒトは相互に恵み合って、共存しているのです。

常在菌の組み合わせは人によって異なります[121]。消化を助ける胃腸の細菌や、体臭を生む細菌にも個人差があります。だから、同じ食べ物であっても、ある人は栄養として吸収できるけれど、別の人は体調を崩してしまうこともあります。体臭も人によって異なります。

たとえば先月の「サイエンス」誌で、腸内細菌と肥満の関係が報告されています。ワシントン大学のゴードン博士らの研究です。[122]

肥満は遺伝的体質の関与も大きいため、ここでは双子が研究対象とされました。一方は太っていて、もう一方はやせている双子4組から採取した腸内細菌を無菌マウスに移植しました。すると、肥満型の菌を移植されたマウスは太ることがわかりました。5日後には太りはじめましたから、驚くべき即効性です。

意外に思われるかもしれませんが、ミクロビオームは脳にも影響を与えます。うつ病などの精神疾患だけでなく、性格や気性にまで影響を及ぼすことが知られています。免疫細胞やホルモン、栄養素を介して、間接的に脳に作用するのでしょう。

こうした背景から、いま医療界では、ミクロビオーム解読がホットです。最近の成果ではドイツのシュロイスニッヒ博士らの最新技術を駆使した研究が有名です。207人から得た101種の細菌のゲノムから、7億カ所もの遺伝子情報が調査されました。結果は昨年の「ネイチャー」誌で報告されています。[121] データによれば、細菌の遺伝的多様性は、人の遺伝的多様性にほぼ匹敵するレベルでした。つまりミクロビオームは文字通り「十人十色」なのです。

ちなみに、先ほど紹介した肥満型の菌を移植されたマウスの実験ですが、その後、やせ型菌を移植されたマウスと一緒に飼育すると、わずか数日で体重はもとに戻りました。糞などを介して、体内菌がやせ型と混ざるからです。

しかし、衛生管理が行き届いた環境で生活している現代人では、なかなか菌は入れ替わりません。シュロイスニッヒ博士らのデータによれば、菌交代は年単位でゆっくりと進行するようです。だからこそ、今どんな細菌を飼っているかが重要になってきます。

ともあれ、細菌といえば、かつては抗生物質で退治する忌むべき対象でしかありませんでしたが、今や、自分にすむ細菌の個性を正しく理解して、彼らと上手に付き合って健康管理する時代になったことがわかります。

菌も「私」の個性の一部なのです。

# 自閉症は腸内細菌で治療できる!?

腸内細菌で自閉症の症状を緩和することができる――。そんなネズミの実験データが発表されました。カリフォルニア工科大学のマツマニアン博士らが昨年末の「セル」誌に発表した論文です。[123]

腸と脳は密接に関係しています。腸内細菌も精神状態に影響を与えることはすでに知られています。しかし、自閉スペクトラム症（ＡＳＤ）はいわゆる発達障害の一種です。つまり生まれつきの症状です。これが腸内細菌で治療できるとはどういうことでしょうか。今回の発見を私なりに消化するまでに時間を要しました。

発見の端緒は「合併症」の丹念な調査にあります。２年前にハーバード大学のコハネ博士らは１万４千人のＡＳＤの方を集め、彼らが他にどんな病気を患っているかを調べたのです。すると炎症性腸疾患という慢性の腸炎を併発している率が高いことがわかりました。腸炎の原因は十分にはわかっていませんが、一因は腸内細菌であろうと考えられています。

この発見に、近年のミクロビオーム研究が加担します。最新の検査技術を用いると、大量の腸内細菌を一斉に調べ上げることができます。腸内にどんな細菌がすんでいるか

（ミクロビオーム）が一網打尽にわかります。その結果、ＡＳＤの方のミクロビオームは健康者のものとは異なっていました。

もちろん、これだけでは、ミクロビオームが原因でＡＳＤになったのか、あるいは逆に、ＡＳＤの方に偏食があるからミクロビオームが変化しているのかはわかりません。ヒトでこれを確かめるわけにはゆきません。そこでマッツマニアン博士らは、ネズミの実験に切り替えることにしました。その結果、ミクロビオームこそがＡＳＤの症状の一因だという結論を得たのです。もう少し詳しく説明しましょう。

ＡＳＤの原因の一つは感染です。生まれる前、まだ母親の胎内にいるときに感染すると、ＡＳＤの危険率がぐんと上昇します。その証拠に、妊娠中の母ネズミに感染炎症を生じさせると、生まれてきた仔はヒトのＡＳＤにそっくりな症状を示します。社交的な行動が減っているだけでなく、なんとミクロビオームまで変化しているのです。

そこで博士らは、大腸炎を改善することが知られている「バクテロイデス・フラジリス」という細菌を、生まれてきたばかりの仔マウスに与えました。するとミクロビオームが改善され、驚くべきことに、成長してもＡＳＤの症状を示さなかったのです。

炎症性腸疾患は、ＡＳＤだけでなく、うつ病やある種の知的障害などにも見られる症状です。今回のデータは、これまで対処が難しかった精神疾患や発達障害への治療の糸口になるかもしれません。

ところで、先回のコーナー（１７９ページ）で、ミクロビオームは年単位で安定していて、ほとんど変化しないというデータを紹介しました。[121] ところが、先月に、ハーバード大学のターンボー博士らは、食事メニューを野菜中心や肉中心などに変更すると、ミクロビオームは2日以内に一気に変化することを証明しました。[124]

逆にいえば、ミクロビオームが安定しているように見えるのは、私たちがいかに、年間を通じて、ほぼ同じような食べ物しか取っていないことを示しています。これは腸内細菌に気を遣っていないということの証拠でもあります。

言われてみれば、食事のメニューに気を遣う場合でも、脂肪分や糖分やビタミンなどの成分には気が回りますが、腸内細菌への関心は低いようです。腸は健康の源です。もっと気を遣われてよいはずです。

# ネコ好きな人はもしかして……

トキソプラズマという原虫をご存じでしょうか。寄生虫の一種です。原「虫」や寄生「虫」といっても、いわゆる昆虫ではなく、単細胞生物です（注：「爬虫類」「虫の知らせ」「腹の虫」「蛸」「虹」など、古来日本の「虫」の概念は独特です）。

トキソプラズマは、ヒトや家畜などの哺乳類に感染します。感染動物の生肉を食べたり、糞便に触れることが主な感染ルートです。世界人口の30%近い人が感染していると考えられています。日本では感染率は低いものの、それでも数%の人が感染している可能性があります（感染検査を受ける人が少ないため正確な数値はわかりません）。寄生虫そのものの毒性は弱く、強い症状は現れないため、それほど心配は要りません――。少なくとも以前はそう考えられていました。

トキソプラズマの感染部位は、主に筋肉と脳です。これがポイントです。つまり脳機能に影響を与えるのです。もっとも衝撃的だった発見は、統合失調症の患者でトキソプラズマの抗体の検出率が高かったことです。[125・126] 生まれる前の胎生期、母親の子宮内で母子感染し、脳の発達に影響を与えることが、統合失調症の一因となっているようなのです。

人口の約1%が統合失調症です。主に思春期以降に発症するため、生活環境や教育環境を原因として発症する「心の病」だと考えられがちです。しかし一卵性双生児の場合、一方が発症すると、もう一方が発症する確率は50％にもなります。[127・128] つまり遺伝率が高いのです。しかし現在では、遺伝子だけでなく、胎児感染のために双生児一致率が高まっていると考える専門家が増えています。

では、胎生期でなく、大人になってから感染した場合はどうでしょうか。ネズミの実験から意外な事実が見えてきました。マウスにトキソプラズマを感染させたところ、動作が緩慢になったのです。逃げる速度が遅くなり、恐怖反応も減りました。

ネコへの反応も変化します。ネズミはネコが嫌いです。姿が見えなくても、臭いをかいだだけで、恐怖に震え、一目散に逃げ出します。ところが、トキソプラズマに感染したネズミは、臭いに怯えるどころか、天敵のネコに近寄っていくことさえありました。[129・130] これではネコに食べられてしまいます。

実は、これがトキソプラズマの狙いです。トキソプラズマの増殖には二つの方法があります。有性生殖と無性生殖です。有性生殖はどこでも生じるわけではありません。ネコの体内のみで可能です。[131] この意味で、トキソプラズマの「真」の宿主はネコです。言い換えれば、トキソプラズマは、なんとかしてネコの体内へ潜り込んで繁殖したいわけです。

この目的を達成するために、ネズミの脳と筋肉に感染し、巧妙な戦略をとります。脳に感染したトキソプラズマは、ネコへの恐怖を減らし、さらに動きを緩慢にすることで、捕食される確率を高めます。[132] 一方、筋肉に感染したトキソプラズマは、ネコの口腔を通じて体内に入り込みます。[131] 巧妙な乗っ取り作戦です。

カレル大学のフレグル博士らは、ネズミだけでなく、ヒトでも同様な現象が生じることを発見しています。[133] トキソプラズマに感染すると、ヒトも動作が緩慢になり、無気力になる傾向があります。とくに男性に症状が強く出るようです。

加えて、博士らは「感染者はネコが好きになる」と主張します。[134] たしかに、無類のネコ愛好家はしばしば見かけます。ネコへの愛着は、本人の嗜好でなく、トキソプラズマの「思う壺」かもしれないというのがフレグル博士の主張です。

だとしたら、ヒトの心や選択の自由とは一体何なのか、不思議な気分になります。

# 人工甘味料の有効性

糖尿病は誤解を受けやすい病名です。その名のように、「尿」にブドウ糖が排泄される病気ですが、問題なのは尿中の糖でなく、血中の糖です。血糖値が過剰な状態が続くと、腎臓に負担がかかるだけでなく、失明や心筋梗塞、神経障害などの合併症を引き起こします。アルツハイマー病の危険率も数倍に高まります。尿に糖が出るのは、いわば余計な糖を体外に排泄しようという一種の防衛反応なのです。

血糖値を下げるためにはどうしたらよいでしょうか。薬の服用も一案ですが、やはり、日頃の食事や体質改善が大切です。たとえば、糖分を取りすぎないように注意するなどです。こうした対処法が広く周知された結果でしょうか、近年では砂糖の代わりに、サッカリンやスクラロース、アスパルテームなどの人工甘味料を好む人が増えています。

人工甘味料は舌の甘味センサーにフィットするようにデザインされています。砂糖の数百倍の甘さになります。人体は自然界には存在しないこの化合物を、エネルギーとして効果的に活用することはできません。つまり、ほぼ「カロリーゼロ」です。この魅惑的な宣伝文句で、いまや人工甘味料は、臨床現場だけでなく、ダイエット業界をも席巻しています。

ところが話はそう単純ではないようです。一部の調査では、人工甘味料に切り替えても体重が減らないどころか、かえって糖尿病やメタボリック症候群になってしまうケースが報告されています。期待に反し、人工甘味料には血糖値を下げる効果がないかもしれないのです。

ただし解釈には注意が必要です。私がアメリカの喫茶店で見かけた女性は「今日はカロリーゼロのドリンクを注文したからデザートが食べられるわ」と巨大なケーキを嬉しそうに頬張っていました。ある側面に払った注意が、知らぬ間に別の側面で管理不徹底を引き起こし、有効性を相殺《そうさい》してしまうことは、珍しいことではありません。

結局、人工甘味料の真価については結論が出ないままでした。

この問題に一定の結論を導いたのがワイツマン科学研究所のエリナブ博士らです。マウスに人工甘味料を投与したところ、11週間後には、少量のブドウ糖でも血糖値が上昇しやすい体質になったのです。このデータは先月の「ネイチャー」誌に発表されました。[135]

ブドウ糖摂取に対して血糖値が敏感に反応する現象を「ブドウ糖不耐」と呼びます。つまり、人工甘味料によってブドウ糖不耐になるのです。

エリナブ博士らの研究はもう一歩踏み込んでいます。ブドウ糖不耐が抗生物質で治ることを発見しました。ということは、人工甘味料は「微生物」を介してブドウ糖不耐を引き起こしていることになります。

おそらく原因は腸内細菌でしょう。これを証明するために、人工甘味料を与えたマウスの腸内細菌を健康なマウスに移植しました。すると、予想通り、人工甘味料を摂取しなくてもブドウ糖不耐になりました。

似た効果はヒトでも確認されています。人工甘味料を日頃から摂取している人では、腸内に棲息する細菌が変化しています。ヒトではマウスよりも効果が早く現れます。わずか7日間人工甘味料を取り続けただけで、半数以上の人で血糖値が上昇しました。

糖尿病という名称が悪印象なのでしょうか。「糖質ダイエット」「糖分ひかえめ」などのように、現代人は「糖」という文字に過剰反応し、一方的に「糖」を退けようとする傾向があります。

しかし、糖質は紛れもなく身体の必須構成要素です。私は、糖、脂質、タンパク質の三大栄養素のなかでも、とくに大切なものは糖だと考えています。糖を感知する専用センサーをわざわざ舌に発達させ、「甘味」として摂食衝動を装備したのは、生物として意味があるからこそです。人工甘味料が礼賛される陰で、無根拠に忌避されがちな砂糖が気の毒です。

# うつ病には運動が効く

この連載コーナーでは、できるだけ難解な科学用語を避けるように心がけていますが、今回は容赦なく専門用語を用います。覚悟して読んでも、混乱してしまう読者や拒絶反応を起こす読者がいるかもしれませんので、結論を先に述べます。「うつ病には運動がよい」です。

「そんなことは臨床現場では広く知られた事実では」と思われた方もおられるかもしれません。確かに、運動がうつ症状を軽減させるという論文は多数報告されています。しかしその一方で、脳が体に影響されるという、奇妙な「心身リンク」に懐疑的な意見もあります。

ブリストル大学のローラー博士らは、過去の論文で用いられた研究デザインの妥当性やデータ解釈の整合性を徹底的に再調査しました[136]。その結果、「運動は確かに有効」という結論に達しています。その後、ローラー博士自身もチームを結成し、大規模な臨床調査を実施しました。うつ病患者に週最低1回30分ほどの軽い運動をしてもらい、症状の経過を1年間観察したところ、確かに運動した患者では、そうでない患者に比べ、オッズ比にして2・3ほど症状が改善していました。

では、筋活動はどう脳を遠隔操作するのでしょうか。「運動で気分がスッキリ晴れる」という心理効果を考えたくなりますが、理由はそれだけではないようです。カロリンスカ研究所のルアス博士らが驚くべき因果関係を解明し、先月の「セル」誌に報告しました[137]。

うつ病患者ではキヌレニンという生体化合物の血中量が上昇しています。キヌレニンの濃度が高いほど、症状が悪いのです。そこで博士らは、キヌレニンをネズミに注射してみました。すると、抑うつ症状が出て、普段だったら大好きな砂糖水でさえも飲まなくなってしまいました。キヌレニンはうつ症状を引き起こす原因物質だったというわけです。

キヌレニンは脳に入ると、3－ヒドロキシキヌレニンに変化します。これは炎症を引き起こす物質で、神経細胞や神経伝達にダメージを与えます。またアミノ酸であるトリプトファンを枯渇させ、セロトニンの量を減らします。その結果、うつ病を引き起こすと考えられています。

ルアス博士らはさらに、ネズミに運動をさせるとキヌレニンを投与してもうつ症状が生じないことを発見しました。実際、キヌレニン投与後の血中濃度を測定すると、運動したネズミではキヌレニンの濃度が上昇しないことがわかりました。理由も解明されました。運動によってキヌレニンを分解する酵素キヌレニンアミノトランスフェラーゼが筋肉で増えるからです。分解酵素が増える理由は筋細胞のＰＧＣ－１α１活性の上昇です。PGC－1α1は分解酵素の発現を促す転写活性因子です。実際、PGC－1α1を多くもつネズミを遺伝工学技術によって作成したところ、ストレスに強く、うつ症状が出にくいネズミになることがわかりました。

さすがにややこしくなりましたので、一旦まとめます。「運動すると筋肉のPGC－1α1が活性化し、うつ病の原因物質であるキヌレニンを分解し、脳を守る」という流れになります。

うつ病患者はそもそも意欲がないのだから、強制的に運動させたらストレスで症状が悪化してしまうのではと心配ですが、ネズミの実験によれば、自主的な運動でなく、強いられた運動でも症状改善効果があることがわかっています。

なお、運動療法の利点は、副作用が少ないこと、再発率が低いこと、薬の効かない患者にも効くこと、そして何より、治療効果に加えて予防効果もあることです。

# 夢を見る「もう一人の自分」とは？

思ひつつ寝ればや人の見えつらむ　夢と知りせば覚めざらましを（小野小町）——。

余韻の美しい名歌です。「想いながら寝たから、あの人が夢に出てきたのか。夢だとわかっていたのなら、目を覚まさなかったものを」という意味のこの恋歌は、科学的な視点からも、夢の重要な性質を捉えています。夢を見ている間は「夢を見ている」という事実に気づくことはできません。だからこそ小野小町のように「うっかり目を覚ましてしまった」と嘆くことになるわけです。

夢を見ているときは、どんなに奇想天外な状況にさらされても、どんなに理不尽な恐怖に追い込まれても、「これは変だよ」と冷静にツッコミを入れることなく、懸命に目の前のイベントに対処します。

不思議なことです。昼に目覚めているときならば、その「ありえなさ」に気づきます。覚醒時には「いまこの現実を経験している私」を自覚しています。つまり、思考したり行動したりしている自分自身をモニターしている別の「自分」が存在しています。しかし、夢を見ているときには、自分を監視する「第二の自分」が消えてしまいます。あれは夢だったと気づくのは、あくまでも夢から覚めた後です。

米神経科学研究所のエデルマン博士は「第二の自分を持っているのはヒトだけだろう」と推測しています。[138] だとすると、ヒト以外の動物たちは、現実の世界に生きても、いまこれが現実であるということを自覚していないことになります。もちろん、夢を見ていたとしても、それを夢であるとも気づいていません。つまり、現実と夢の境目がなくなります。より厳密にいえば、ちょうど私たちが夢を体験しているときのような心理状態のまま、すべての現世体験をしていることになります。

では、ヒト固有の「第二の自分」はどこから生まれるのでしょうか。このありかを探れば、ヒトの心の源流がわかるかもしれません。実は、これを探索することは不可能なことではありません。もっとも明快な方法は、「第二の自分」がいるときの脳の活動状態と、いないときの活動状態を比較すればよいのです。

実験の手がかりは睡眠から得られます。なぜなら、夢を見ている最中に、ときおり「おや、いま見ている世界は夢だ」と夢を見ている自分に気づくことができる人々がいるからです。[139] このように第二の自分が出現する夢を「明晰夢」と呼びます。明晰夢では、ときに夢のストーリーを自在に操ることさえできるのです。

明晰夢を見ているときの脳を計測すると、ガンマ波という独特な脳波が、前頭葉や頭頂葉に現れることがわかります。[140] では、このガンマ波は「第二の自分」の鍵を握っているのでしょうか。これを調べるために、眠っている人の脳をガンマ波のリズムで電流刺激するという、びっくりするような実験を行った人がいます。フランクフルト大学のフォス博士らの研究です。[141] 実験結果は今月の「ネイチャー神経科学」誌に報告されました。

睡眠中の27人の脳を刺激して、しばらく経ってから当人を起こし、どんな夢を見ていたのかを訊いたところ、なんと7割以上の人が「夢を見ている自分を第三者の視点から感じていた」と答えました。なかには夢のストーリーをコントロールできたと答えた人もいました。見事に、ガンマ波刺激で「第二の自分」が出現したわけです。

もし、このガンマ波脳刺激装置を、タイムマシンで運んで、小野小町にプレゼントしたら、どんな名歌を残したことでしょうか。そんな夢想も広がる、夢のある研究です。

# 死ぬ瞬間、脳はどうなるのか？

——不思議だわ！　痛みが止んだの。甦った。動いている、いつにない強さが！　ああ！　きっと生きられるのね！　ああ、嬉しいわ。

これはヴェルディ作曲のオペラ「椿姫」の幕切れ、主人公ヴィオレッタが最期に放つ言葉です。肺結核で息絶える直前、苦しかった病状が一瞬消え、体が楽になったかと思った直後、床に倒れて命絶えます。

「椿姫」はあくまでもフィクションですが、実際の臨床の現場でも、死の直前にヴィオレッタと似た経験をする人はいるようです。

死ぬ瞬間、脳の中はどうなっているのでしょうか。生と死の境目は、決して知ることのできない謎だと思われていました。ところが先月、ネズミが死ぬ瞬間の脳活動が記録されました。「米国科学アカデミー紀要」に掲載されたミシガン大学のボルジギン博士らの論文です。[142]

博士らは、ネズミの頭部に電極を取り付け、長期的に脳波を記録するという根気のいる実験を行い、7匹のネズミの死に立ち会うことができました。

死の瞬間、驚くべき脳活動が現れました。心臓が停止してから、脳の活動が止まるまでに30秒ほどかかります。この短い間に脳の活動は三つのステージを経て変化しました。ステージ1は心停止から3秒間ほど。脳波のスペクトラムパワーはわずかに減弱しますが、基本的には生きている状態と似ています。おそらく血流が停止しても3秒間は脳内に蓄えられたエネルギーで生きられるのでしょう。

続くステージ2ではアルファ波やシータ波という脳波が強く現れます。これは5秒ほど続きます。

驚くべきは、最後のステージ3です。ガンマ波が現れ、脳活動の停止まで続きます。ガンマ波は脳全体で同期していました。この状態は、覚醒した状態、とくに意識レベルの高い脳の状態とそっくりです。

発見はまだ続きます。このガンマ同期の脳状態を詳しく調べると、脳内活動の流れが前頭葉から後頭部の方向へ向かっていることがわかりました。いわゆるトップダウンという脳情報の動きです。トップダウンとは、外からの感覚情報がなくても、脳内から情報を呼び起こす状態です。「想像する」「思い出す」といった作業をイメージしてもらえればよいでしょう。これらは脳の内側で行われる作業です。そんなトップダウン状態の活動が死ぬ直前に現れたということです。

しかも、ステージ3で現れるガンマ同期は強烈でした。健康な人でここまで強いトップダウン現象が生じるのは、夜に夢を見ているときや、幻覚や瞑想の状態にあるときです。

心停止は生命にとって危険な状態ですが、すぐに心臓が再鼓動を開始すれば蘇生します。九死に一生を得た患者のなかには、生き生きとした意識体験を語る人がいます。いわゆる「臨死体験」です。

臨死体験は、怪しいオカルト現象ではなく、世界中の多くの文化で普遍的に記述されてきた現象で[143]、蘇生患者の20%が経験しているとも言われます。[144・145]「現実よりもリアルな感覚」という彼らの証言[146]も、鮮烈なガンマ同期という今回の実験結果とよく一致します。

当然、蘇生せずにそのまま亡くなってしまった方も似たような脳内経験をしていることでしょう。死に逝く脳にみられる鮮烈なガンマ活動は、もしかしたら、脳からの人生最期のプレゼントなのかもしれません。

# VI 未来を考える

# iPS細胞に「心」は宿るか

iPS細胞から作られた「脳」が話題になっています。オーストリア科学アカデミー分子生物工学研究所のノブリヒ博士らが今月の「ネイチャー」誌で発表した論文です。[147]

iPS細胞の潜在性は計り知れません。体の細胞を初期化して「未分化」の状態に戻されたものがiPS細胞です。[148-150] 未分化な細胞から多彩な細胞を作ることができます。細胞だけでなく、腸や肝臓や目といった臓器の部分再生に成功したケースもあります。日本では2014年、世界に先駆けてiPS治療が行われました。[151] 目の難病患者の皮膚からiPS細胞を作り、網膜細胞に変化させてから、シート状に培養した「網膜」を目に戻す移植手術です。

こうしためざましい成果を受け、iPS細胞はますます期待を集めています。しかし、他の臓器に比べ、はるかに複雑である「脳」を、まさか、こんなに早く、試験管のなかで再生できるとは、脳研究者である私自身が予期していませんでした。

この成功は、今後の脳研究を、二つの意味で大きく推進します。一つ目は脳の発生を直接見られることです。これまでは、中絶された胎児の脳を解剖することによってでしか、ヒトの脳がどのように成長するのかを調べる方法はありませんでした。しかし今回のケースでは、まるで農作物の水栽培のように、栄養液中で脳がすくすくと育つのです。これで脳の発達を連続的に観察することができます。現状では血管網が不完全なために栄養が十分に行き渡らず、10カ月培養しても4ミリほどの大きさにしかなりませんでしたが、それでも大脳皮質や海馬などの各パーツが正しく作られました。

二つ目のポイントは、病気の解明です。たとえば今回の論文では、脳がうまく成長しない「小頭症」の患者から得たiPS細胞で脳を再生させたところ、同様の発達不全を示しました。脳疾患の研究を継続していけば、様々な病因や治療法の開発に役立つことでしょう。

しかし「iPS脳」は何か大切なものを忘れてきてしまった気分にさせられるのも事実です。脳は肝臓や心臓とは決定的に異なる臓器です。――はたして、この再生脳に「心」は宿るでしょうか。

現在の心脳仮説では通常、心は体と脳の相互作用から生じると考えます。これにしたがえば、身体を持たないiPS脳には「心」が芽生えないことになります。しかし現時点では、その仮説が正しいという保証はありません。

実際、イギリスのように生命倫理的な観点から、全脳摘出実験を禁じる国もあります。ネズミの脳を取り出して、それをそのまま実験に使ってはならないということです。なぜなら、取り出された脳が「痛がっている」かもしれないからです。「身体から切り離されたからといって、心がないという保証はない。だから実験は禁止する」という判断です。さらにiPS脳において事態を難しくさせているのは、たとえ不完全な脳であっても、これはネズミではなく、まぎれもなくヒトの細胞からできた「脳」です。

博士らは、この再生脳には多くの神経細胞が含まれていて、独自の神経活動をしていることも確認しています。この活動が「心」と無関係だとする確固たる根拠はあるでしょうか。しかも、iPS脳は網膜も備えています。何も感じていないと断言できるでしょうか。この問いは究極的には次の疑問に行き着きます。試験管養殖した「脳」を生ゴミに捨てたら殺人罪に相当するのでしょうか——。

奇しくも博士らは、このiPS脳を「大脳オルガノイド」と名づけました。「アンドロイド」が人造人間だとすれば、「オルガノイド」は人造組織です。

さて、「心」は合成したり、増殖したりできるものなのでしょうか。どうやら脳科学は新たな位相に突入したようです。

# 子どもが遺伝子選別される時代到来か？

「精子と卵子の組み合わせから、生まれてくる子どもの性能を予測できます。パートナー選びの参考にどうぞ」

SF世界の話ではありません。先月アメリカで遺伝子マッチング診断法の特許が認可されました[152・153]。父母の遺伝情報から、子どもの病気のリスクはもちろん、寿命や体格や身体能力、知能、性格に至る特徴の、全250項目の「確率」を計算する技術です。

このニュースは日本でも報じられましたから、ご存じの方も多いでしょう。昨今、出生前診断が話題となっていますが、今回の技術は、受精前に子どもを選別しますから、妊娠や中絶という倫理的問題が発生しません。その影響については、海外でも多くの学者が意見を述べています。

皆さんはどう感じますか。神への冒瀆《ぼうとく》。人権の蹂躙《じゅうりん》。

生物科学者である私は、一抹の不安と憂慮を覚えます。

一般に、人は「新しい技術」が出現すると無条件に拒絶したくなるものです。かつてラジオやテレビや電子レンジが世に出たときも、人々の反応は同様だったと聞きます。そこで恐怖心を抑えて、今回の技術の意味を冷静に考えてみましょう。

たとえば犬猫であれば、店頭に並んだ中から好みの仔を選んで家族に迎えるのは普通のことです。これがヒトの子になると違和感があるのはなぜでしょう。理由は、おそらく今まで「そうした選択肢がなかった」からです。授かった子を無条件に受け入れる――。これこそが常識であって、この前提を疑うきっかけや技術が、従来はありませんでした。

一方、現在、精子バンクには学歴や体形が記録されています。その目的はベストな相手を選ぶためです。いや、よくよく考えれば、通常行われている結婚も、ほぼ同様です。年収や容姿や家柄は、「婚活」の重要な判断材料です。実のところ、優秀な相手を望むことは、遺伝子情報にもとづいて相手を選ぶことと、部分的には同等です。

遺伝子選別は「子どもへの無条件の愛情を脅かす技術だ」という批判もあるでしょう。しかし、私はこれまでに何千匹ものマウスの実験を通して思うのです。どのマウスもかわいいものですが、その一方で、より賢いマウスに一段と愛着を感じてしまう自分の存在を否定することはできません。デキる我が子を自慢に思うのは親の性《さが》です。遺伝子選別で授かった優秀な子が、自然に授かった子よりも、注がれる愛情が軽いと考える根拠はありません。

当選確率が1％と50％の宝くじがあったら、当然50％を選ぶでしょう。子どもについても、事前に確率を知れば、好条件を願うはずです。子どもの幸せと健康のためなら親は自然と努力するものです。

おそらく今後、法律規制などの動きが出てくると思います。しかし規制したとしても、アンダーグラウンドでは遺伝子選別を活用する人が出てこないとは限りません。

一旦、遺伝子デザインされた子どもが生まれれば、もう歯止めは利きません。遺伝子選別されていない「平凡な子」は不利になります。結局は、全員が遺伝子デザインを望むようになります。きっとデザイナーベイビー[154]は「当たり前」の光景となるでしょう。ちょうど予防接種や塾教育が、今や当たり前になったように。

数世代後には、遺伝子的に増強された若者が大多数を占めているかもしれません。彼ら新世代人からすると、私たち遺伝子ネイティブ世代は「社会のお荷物」になるでしょうか――。「遺伝的原始人は低性能で使い物にならん」と。

ただし現実的な話をすると、検査項目は２５０もありますから、すべての項目が完璧に理想通りにマッチすることはありえません。となると、健康や知能や外見などのどこに重点をおくかに「親の愛情」が反映されることになるでしょう。

とはいえ、当然のことながら、念のため付け加えておきます。遺伝子で人生のすべてが決まるわけではありません。私たちの脳は、遺伝子で書かれたデフォルト状態から離れて成長する「可塑性《かそせい》」という能力を持っています。それこそが動物が「脳」という臓器を進化させてきた理由です。遺伝子の話をするときに、この点だけは忘れてはなりません。

# 「長寿の薬」は夢ではないけど……

ラパマイシンという薬が、長寿の秘薬として注目を集めています。ラパマイシンは放線菌が産生する、いわゆる抗生物質です。50年ほど前にラパ・ヌイに生息する微生物から見つかりました。ラパ・ヌイは太平洋に浮かぶ小さな孤島で、日本ではイースター島といったほうが通じるかもしれません（モアイ像が有名です）。

ラパマイシンを表舞台に引き出したのは、２００９年に発表されたジャクソン研究所のハリソン博士らの研究でしょう。[155] 老齢マウスに連日ラパマイシンを与えたところ、オスで28％、メスで38％も平均寿命が延びたのです。

これは衝撃的なことでした。実験室のネズミは、野生のネズミとはちがって、栄養状態も衛生状態もよい環境で飼育されていて、ほぼ最大限の天寿を全うしています。この限界値が延びたのです。38％といえば、現在のヒトの平均寿命が一気に１１０歳にまで延びることに相当します。驚くべき効果です。

ラパマイシンに期待が寄せられたのには、もう一つの理由があります。かつて延命実験で失望させる発表があったからです。いわゆるカロリーリストリクションです。食事量を減らして摂取カロリーを抑えるだけで、寿命が延びるという現象です。[156] この効果は、ネズミから虫や細菌まで、生物界全般に幅広く見られます。食事量を20％減らすだけでネズミの平均寿命は30％延び、ハエに至っては2倍以上に延びます。サーチュイン遺伝子の関与など、具体的なメカニズムも解明され、ますます注目を集めました。

こうした期待を受けて、食事制限の効果は、サルでも検討されました。サルは寿命が長いため、実験には時間を要しましたが、ようやく昨年の「ネイチャー」誌に成果が発表されます。[157] 結果は「延命効果なし」という残念なものでした。当然ながら、ヒトについても、同じ霊長類だから効果はないだろうと、沈鬱な空気が流れました。

そんな背景からラパマイシンに関心が移ったのは自然な流れでしょう。この薬はmTORという細胞シグナルを抑制します。[158] しかし、これがどうして延命効果と関連するかには諸説があり、決着をみていません。つまり作用機序は不明で、多少の不安を残します。それどころか、ラパマイシンは免疫抑制薬として臓器移植の患者にすでに使われ、インスリン抵抗などの副作用を引き起こすことが判明しています。ラパマイシンの安易な使用には、警告を発する医者は少なくありません。

しかし長寿へのあこがれは尽きることを知りません。「副作用は病気を持つ患者が服用しているから出たものであって、健康なヒトならば影響はないだろう」という推測のもと、テキサス大学で臨床試験が始まりました。[159] 80～90代の健常な16名で16週間の予備試験が行われました。

結果は良好で、一部の参加者に下痢が見られたほかは、目立った副作用は観察されませんでした。それどころか、B型肝炎ワクチンへの反応増強や歩行能力の改善など、予想外な有益性が確認されました。中には12メートル歩くのに17秒かかっていた男性が7秒で歩けるようになったケースもありました。

さて、ラパマイシンは人類が何千年も探し求めた不老不死の仙薬への一歩となるのでしょうか。となれば、さらなる長寿社会を迎えることは間違いありません。

古代ローマ時代の哲学者セネカは言いました――「人生が短いのではない。時間の大半を無駄にしているだけだ」。寿命を延ばすことの意味を問いなおすべき時代になった今だからこそ、この言葉の意味が重くのしかかってきます。

# 受験を「薬」に頼るのは卑怯なのか？

日本では毎年１８０万人近い人が、高校や大学の合格を目指して受験します。

近年この受験戦争を巡って意外な話題を耳にします。薬物を用いて知能を高めて合格率アップを狙う、いわゆるアカデミックドーピングです。

脳の能力を高める薬は「スマートドラッグ」と呼ばれます。スマートドラッグがもっとも蔓延しているのはアメリカです。２００９年にシドニー大学のカキック博士が発表した論文が話題を呼びました[160]。アメリカの大学生を調査したところ、過去１年間にスマートドラッグを用いた学生は実に25%にのぼりました。

彼らが使用しているのは主にアデロールやリタリンといった薬物です。本来は、ＡＤＨＤ（注意欠陥多動性障害）を治療するための薬です。これが目的外の用途で使用されているわけです。日本でも過去に、こうした目的外使用が社会問題となり、先の薬物には一定の規制が敷かれています。

すると近年、使用薬剤が、ＡＤＨＤ治療薬から認知症治療薬へと移ってきました。アルツハイマー病などの老人の認知機能を改善する薬です。若者の脳も老人の脳も同じ作動原理で動いています。となれば老人だけに有効なはずがありません。実際、若者の認知力を高めるという報告が相次いでいます。[161・162] そんな背景もあり、受験生が手を出しているようです。とくに祖父母が認知症治療薬を処方されているなど、容易に手に入る家庭環境にいる受験生も少なくないと聞きます。

私は反対論者です。できるだけ薬剤に頼らないで受験を乗り切って欲しいと願っています。しかし、脳研究者として断固とした態度で近年の傾向を否定することは難しいとも感じています。

まず、現状では違法ではありません。もちろん将来的には規制される可能性はありますが、仮に規制しても、スポーツ界のドーピング事件を見てもわかるように、あの手この手が次々に生まれ、根絶するのは不可能でしょう。

副作用があるから危険だと謳うという手段もありえます。しかしこれも、薬剤師の資格をもつ私の視点からみて、詭弁《きべん》に近いものを感じます。そもそも認知症治療薬は、体力が衰えつつある老人が10年、20年と飲み続けられるように安全に設計されています。若者が服用しても致命的な副作用はめったに現れないでしょう。

となれば「薬に頼るのは卑怯だ」とモラルに訴えるのがベストでしょうか。この方法は「どこまでならよいか」という線引き問題が避けられません。たとえばカフェインを摂取するのは卑怯でしょうか。さらに言えば、親が栄養バランスを考えた夕食を差し出すのはモラルに反する行為でしょうか（栄養管理の行き届いた子どもは高い知能を発揮することが知られています）。

こう考えると、結局のところ私が今のところ主張できそうなことは、次の5点です。①特定の能力だけを伸ばすことで知能全体のバランスを崩してしまう危険性がある（ただしあくまで憶測）。②安易な方法で乗り切ったところで、その頭脳をもってその後の人生が保証されるとは限らない。③社会が有名学校ばかりに価値を置きすぎる。④スマートドラッグが学業向上に有効であるという科学的な証拠はない。⑤人工知能が発達すればヒトの知能に価値がなくなるかもしれない。

古代ギリシャ時代には、ローズマリーを髪にスプレーすると記憶力が高まると信じられていました。「手軽に」という願望は古来変わらないようです。しかし私は信じています。苦労を通じて身につけた知識こそが真に有益な知性に孵化するはずだ、と。

# 自ら学習するコンピュータ誕生!?

脳とコンピュータの違いは何でしょう——。よく私が学生たちに問いかける質問です。様々な視点からの回答が可能でしょうが、私は二つの点を挙げることにしています。

一つは「エネルギー効率」です。スーパーコンピュータ「京」は1千万ワット以上の電力を消費します。一方、脳はわずか20ワットです。電気代に換算しても月額300円ほど。驚異的に省エネな装置です。

コンピュータの消費電力が大きい理由は、エネルギーの大半を「熱」として放散し、損失しているからです。脳は熱放散によるエネルギーロスがおどろくほど少ないのです。ヒトの脳には約1千億個の神経細胞が回路を形成しています。仮にこの精密回路を、コンピュータの電子基板で再現したら、強烈な自己放熱で、スイッチを入れた瞬間にメルトダウンするでしょう。

脳とコンピュータの、もう一つの違いは「自己書き換え」です。コンピュータは、「このチップを取り外して、別の箇所に装着しよう」と、自分自身の電気回路を組み替えることはありません。一方、脳は生じた脳活動に応じて、脳自身の回路を、より最適になるように物理的に組み替えてゆきます。この自己編成は、生まれてから死ぬまで延々と続けられます。脳がしなやかな順応性と適応力を自発的に発揮するのは、この「自己書き換え」によるものです。

ところが今月、ここに私が挙げた二つの特徴が、もはや脳に特有な性質ではないことが実証されました。ＩＢＭ社が先月の「サイエンス」誌に発表した新型の電子チップがそれです。[163]

衝撃的な革命です。かつて、「生命の特徴」について「子孫を残すこと」という意見がありましたが、「そんな考えは軽薄で思慮が浅い」とばかり、無限に子孫を残すことのできるロボットを製作してみせた工学技術者の嘲笑にも似たメッセージを、今回のＩＢＭ製チップに感じます。

「トゥルーノース」と名付けられたこの新型チップは、脳の動作原理を参考にして設計されています。神経細胞に似た微小ユニット１００万個が、２億５千万個の人工シナプスで結合されています。チップは切手ほどの大きさで、その中に50億個を超えるトランジスタが芸術的に配置されています。

コンピュータと聞けば「最新技術」のイメージがありますが、実は、従来のコンピュータは全て、70年も前に提唱されたノイマン型と呼ばれるタイプを継承しています。ノイマン型は、メモリに逐一アクセスし、プログラムに従って順次に計算する方法を取ります。現在最高峰のスーパーコンピュータも同じ原理で動いています。単にスケールを大きくしただけで、古典的なノイマン型であることに変わりはありません。

ところがトゥルーノースは、全く概念が異なります。そもそもプログラムを持ちません。脳では、シナプスは使えば使うほど強化され、使われないと弱化します。この「自己書き換え」の原理がトゥルーノースの人工シナプスに実装されています。こうした演算は、人工知能にはすでに採用されている方法で、「ニューロモーフィック」と呼ばれます。トゥルーノースは、この演算の概念を「現物化」したわけです。

トゥルーノースを作動させた結果、人や物を認識したり、分類したりと、脳に似た動作を、自ら学習していくことがわかりました。しかも消費電力はわずか0・1ワット程度でした。低燃費の理由は、各瞬間において、不要な大多数の神経細胞が休んでいるからです。このあたりも脳とそっくりです。

トゥルーノースの規模は、ヒトの脳細胞数の10万分の1程度ですから、まだ高度な思考や創造はできませんが、早くも研究者のあいだでは、ネコ程度の脳ならば、近い将来に実現可能だろうと囁かれています。

# 人工知脳が活躍する時代に

地方の田舎街に住んでいた子どもの頃、電車に乗ることはちょっとした人生のイベントでした。いつも遠足気分になりました。とくに駅員が切符に入れてくれる鋏痕《きょうこん》が好きでした。駅ごとに形が異なるのです。改札を出るときに、駅員に頼めば、使用済みの切符を家に持って帰ることができました。切符は私の大切なコレクションになりました。ところがある日、自動改札機が現れ、鋏痕は無機質な単穴になりました。切符も出口改札で吸い取られるようになり、収集の密かな楽しみは消えてしまいました。最近では、電子カードに取って代わられ、切符を見る機会自体が減っています。改札に立つ駅員も減り、もしかしたら将来は消滅してしまうのかもしれません。

スーパーマーケットのレジ打ちも同様です。「98円、155円」と景気よく声に発しながら手際よくキーを叩く風景は、今ではバーコードをかざす単調作業に変化しています。近い将来、買い物カゴを持ったまま店舗出口のスキャナをくぐるだけで、口座から自動引き落としされる時代になるでしょう。もはやレジ店員も不要です。

科学者は努力しなくて済むためならばどんな努力も厭《いと》いません。そんな彼らの努力が実り、今では、かなり複雑な作業でさえ、人工知能やロボットが代行できるようになってきました。

世の中が便利になる一方で、新たな仕事も生まれます。たとえば、ウェブデザイナーや情報セキュリティマネージャー、ビッグデータアナリストは、私の幼少時代にはなかった職種です。

オックスフォード大学のオズボーン博士らは、将来消えてなくなる職業をシミュレーションしています。[164] スポーツ審判、不動産ブローカー、カジノディーラー、会計監査、測量士、各種受付窓口など、多岐にわたる職業が「絶滅危惧職」と判定されました。

デューク大学のデビッドソン博士は「いま小学校に入学した子どもの65%は、大学卒業時に現在は存在していない職業に就く」と予想します。[165] となれば、子どもたちが「将来の夢」と称して、就きたい仕事を語ることにどれほどの真実味があるのでしょうか。夢を持つことは、現在存在する35%の仕事に、自分の可能性を閉じ込めることを意味するのです。

教育のあり方も問われてきます。情報化が進むにしたがって、私たちの働き方は、知識や技能を身につけるよりも、そうした知識や技能を生かす「知恵」へと、軸足が移っています。

芸術創作は知能ロボットがいまだ苦手とする領域です。しかし、そう遠くない将来、巧みに模写する画家ロボットや、気の利いた表現を紡ぐ詩人ロボットが現れるはずです。現に一部では、それが実現化しつつあります。[166] もしかしたら、ヒトの脳の快感系を効率よく刺激するメロディや歌詞をスランプなく連発できる作曲家や作詞家や、舌の味覚を最大限に満足させる創作料理人のロボットが現れるかもしれません。

機械が創った作品なんて味気ない――そんな声が聞こえてきそうです。たしかに温かな人間味を感じません。しかし、ここは冷静になって、どうして味気なく感じるかを考えてください。なぜ人工知能が作った創作品を「機械的だ」と感じるのでしょうか。もしかしたら「しょせんはロボットさ」と蔑視する差別的心理が下地にないでしょうか。だとしたら、そうした嘲笑癖は「被差別ロボット」という新たな社会問題を生むにちがいありません。

「懐かしき切符の鋏痕」に感傷を覚えるノスタルジーに浸ることは、たしかに快いものです。しかし、ロボットが脳よりも劣るという保証はどこにもありません。もしかしたら「ヒトは真の芸術を理解できるまでに時間がかかり面倒だ」「ビジネスに関しても感情に流されがちで非効率」とロボットに嘲笑される時代がくるのでしょうか。

いずれにしても、ヒトの知能が礼賛される時代は、そろそろ終焉を告げるでしょう。これは運動能力がたどった経緯と同じです。江戸時代は足が速ければ職がありました。しかし今は、かけっこがクラスで一番だからといって有名企業に就職できるわけではありません。車や飛行機のほうが速いからです。

これと同じことです。いずれ知能はブランドではなくなるでしょう。人工知能のほうが賢いからです。企業は、知能指数の高い人よりは、むしろ、人工知能と上手に付き合うことのできる「機械との対話能力」の優れた人を採用するはずです。人工知能といかに共存できるか。そして、その新たな世界にいかに順応できるか。

火、農耕、車輪、貨幣、文字、火薬、印刷、羅針盤、蒸気機関、電気——。これまでも人類は自ら発明した技術によって、人類そのもののあり方を変革してきました。まさにこの現代も、人工知能の開発を通じて、こうした過去の変革に匹敵する大転換期を迎えています。

この大転換期のポイントは「共存」です。ヒトと人工知能ががっぷり四つに組むということです。

そもそもヒトはなぜコンピュータを作ったのでしょうか。その原点を忘れてはいけません。理由はヒトに不足した能力を補うためです。計算や記憶は、人間は必ずしも得意ではありません。これを代行させるために、人はコンピュータを開発し、そして丁寧に育んできました。そんな我が子が、想定より早く立派に成長したからといって、その能力に嫉妬し、対戦しようと考えるのは本末転倒です。

昨今のように将棋や囲碁で勝負しようなど、かつて人類がコンピュータを熱心に開発しようと苦心した「初心」を考えれば、滑稽にも思えます。

昨今のこうした傾向を見るにつけ、おそらくヒトの最大の失策は「ヒトらしさとは何か」を勘違いしていたことにあると思います。ヒトならではの能力はと問われると、つい、創造、芸術、直観、気遣いなどの側面を挙げがちです。

理由は簡単です。「人間らしさ」を考えるとき、これまでならばチンパンジーとの比較で推測できたからです。チンパンジーにできなくてヒトにできること。――それこそがヒトらしさの本質であると考えていればよかったのです。そうした生物間の比較に、私たち人類は長い歴史を通じて慣れてきました。

しかし、いまや比較すべき対象はチンパンジーではありません。人工知能も考慮する必要があります。創造、芸術、直観、気遣いなどは、チンパンジーには難しかったかもしれませんが、人工知能にとってはそうではないかもしれません。

たとえば、囲碁の世界チャンピオンを負かした「アルファ碁」というソフトは、スーパーコンピュータを用いて高速計算を行っています[167]。しかし、演算力にまかせて打ち手をシラミ潰しに計算しているわけではありません。囲碁の手の組み合わせはあまりに膨大で、現在最高のスーパーコンピュータでも実時間内には計算しきれません。そこでアルファ碁は、計算し尽くすかわりに、「この辺りの手が良さそうだ」という直感を使っているのです。いわゆる「大局観」です。

このように、ヒトならではの特権だと思われていた柔軟な勘を、いまや人工知能も備え始めるようになっています。それだけではありません。昨今の特殊な人工知能は、新たなアイデアを創出し、ヒトに提案することもできます。少しずつ「創造性」が芽生えてきているのです[168]。

たとえば、文章ならばすでに上手に書くことができます。アメリカの新聞では、20

15年の一年間だけでも、10億本以上の自動執筆の記事が発信されています。スポーツ記事や経済記事、天気予報が、とくに得意な分野です。

たとえば、その日のプロ野球の試合データを人工知能に送信すれば、「7回表に起死回生の満塁ホームランが飛び出しマジック43が点灯。7月にマジックが点灯するのは13年ぶりの快挙である」などという記事は、人がわざわざデータブックを検索しなくても、人工知能が過去のデータを参考に、「機械的」に作文することができます。

最近では、新聞記事だけでなく、詩を書くことのできる人工知能もあります。2015年には人工知能が書いたシェイクスピア風の詩を、本物のシェイクスピアの詩と並べ、どれが偽物かを当てるコンテストが行われました。その結果、人工知能の作った詩は、有識者でも区別することができないほどのレベルにあることがわかりました。

人工知能の芸術的才能は、最近では、音楽や絵画にまで広がっています。こうした背景を受け、2016年にマサチューセッツ工科大学は「人工芸術はヒトの創作性に疑問を投じる」と題したレビューを発表しています[166]。

たとえば音楽。楽理の教科書を読めばよくわかります。ヒトが「心地よい」と感じることのできるメロディや和音は、比較的パターンが限られています。人工知能はそうした「ヒトの心のツボ」を突いた曲を機械的に作り出しているわけです。

この事実は、逆に人工知能の立場に立てば、次のように挑発的に解釈することもできます。

「音楽とはかくも多彩な可能性に満ちた豊穣な芸術世界である。ところがヒトの脳ときたら、なんと了見が狭い。限られたパターンしか気持ちいいと感じないようだ。ためしにヒトの快感ルールに則《のっと》って曲を作ってやろう。ほら、やっぱり予想通りに喜んでいるよ。ヒトの脳はあまりにも単純だ」――。

ヒトは自分の「心」が深遠で神秘的なものだと考えています。しかし、本当にそうかは、ヒト自身には捉え切れないところがあります。もしかしたらヒトの心を一番理解できるのは、ヒトではなく、人工知能である可能性さえあります。

実際、悩み相談などの人工カウンセラーさえ開発されつつあるのです。[169] 人工知能のほうが、ヒトの心の痒いところに手が届くのでしょうか。一部の利用者には「根気よく耳を傾けてくれる」と人気があるそうです。なかには「他人には言いにくいことでも、人工知能が相手ならば心置きなくすべてを打ち明けられる」という感想を述べる人もいるほどです。

よくよく考えれば、もてなしや気を回すなどの「気遣い」は、作業としては恐しく機械的です。気が利くか否かも十分なセンサーを取り付ければ解決できる問題です。つまり、創造、芸術、直観、気遣いは、決してヒトならではの牙城ではなく、私たちヒトが安易に想像するよりも、はるかに簡単に人工知能によって代替されてしまう機能なのかもしれません。

こうした近年の躍進から、「人工知能は人間の仕事を奪う」と恐れる人がいます。繰り返し言います。こうした考えこそが、人工知能を敵視する誤った姿勢なのです。

現代は、ちょうどイギリスの産業革命の時代に似ているといわれます。当時は蒸気機関の技術革新に伴い、多くの人が失業を恐れました。しかし、実際には失業したのではなく、新たに生まれた雇用に伴って「転職」したのです。日本もかつて似た経験をしています。明治維新です。江戸時代は90%近くの人々が農民でしたが、現在までに多くの人が転職しました。いま直面している状況は、これに似ているのです。

自動運転技術が確立されればタクシー運転手は必要なくなるかもしれません。自動もてなし装置ができれば窓口業務は必要なくなるかもしれません。同時翻訳機が完成すれば英語の授業は必要なくなるかもしれません。しかし、どれほど人工知能が進歩しても「人のすべきこと」「人ならではの作業」は残るはずです。当然、そこには新たな雇用が生まれるはずです。

もちろん今後も残るであろう職種についても、時代相応の対応が求められます。そんな未来を予言するのが、いまの将棋や囲碁の棋士たちの姿です。いまやプロの公式戦で出る新しい手はコンピュータソフトから得たものがほとんどです。つまりプロ棋士が人工知能に「教えを請うている」わけです。なぜなら将棋や囲碁はヒトには難しすぎるゲームだからです。

これと同様で、一般の職場でも、いずれ似た現象が生じるにちがいありません。人工知能のほうがヒトよりも合理的な判断をする可能性があるからです。

となれば、キーワードは「共存」です。今後は、各個人が人工知能と独自にタッグを組む時代になるでしょう。もちろん現場で職務を担当するプレイヤーはヒトです。つまりヒトは、「職場」という舞台で人工知能の描いたシナリオ通りに演じるプロの「役者」となるのです。その魅惑的な演技力に観客（雇用者）は観劇料（給与）を支払う――。そんな世の中になっても不思議ではありません。

私自身も人工知能を用いた研究をしています。[170] しかし正直に告白すると、人工知能が将来どういう方向に、どこまで発達していくかを、現時点では読み切ることはできません。つまり、「ヒトならではの仕事」を現時点では予測できません。むしろ今後、人工知能が発達してゆくことによって、ようやく「ヒトらしさとは何か」という疑問に対して明確な答えが得られてゆくのだと思います。

このようにヒトの輪郭さえ曖昧になっている世の中ですが、おそらく確実に言えるだろうことが二つあります。

1. 脳の柔軟性を養っておくことがますます重要――。素早く対応できる「適応力」は、将来どんな変化が社会に訪れようと、万能な基礎力となるでしょう。

2. 未来を予測するための最善策は「未来」を自ら創ること――。変化を甘受する受動的な人間でいるよりは、自ら旗を振り、変化を生み出す波頭に立つことが、変化に上手に対応するもっとも楽な方法にちがいありません。

もう一度言います。人工知能は決して人類と睨み合う敵手ではありません。心強い味方です。と同時に、私たちに「ヒトらしさとは何か」を問い、自分を見つめ直す契機を与える教示的な存在でもあるのです。だからこそ、人工知能とよい共存関係を築くことで、ヒトの尊厳がより快適に守られるようになるはずなのです。

最後に一言述べて終わります。ヒトにはあって、人工知能に決定的に欠けているもの、それは「楽しむ能力」です。だからこそ、いつだって笑顔で生きたいものです。

# 文庫版特別対談

## しいたけ．×池谷裕二

**池谷**　最初にぜひお伝えしたいのは、私が科学者だからといって、占いを科学的に論破してやろうとか、否定してやろうとかは全く考えていないということです。もちろん科学者なので、論理的にするということが仕事なんですが、神社に行ったら頭を下げますし、占いだってアリだと思っているんですよ。

**しいたけ．**　良かったです。（占いを論破されたり否定されたりしたら）トイレに行って、泣くところでした（笑）。

**池谷**　占い自体興味深いですが、そもそもなぜ占いにすがりたくなるのかは科学的に探究する余地のある大きなテーマだと思います。人間って、どの時代の、どの文化でも、何かを信じる対象がありますよね。宗教という形になって表れることもあります。占いって、当たるとか当たらないとかいうより、何かを言ってもらうだけで心が救われるというのはあると思うので、しいたけ．さんの周りに人が集まるというのはとてもわかります。

**しいたけ．**　今の日本って核家族化が進んで、人間関係が密接になりすぎていますよね。たとえば（漫画の）「サザエさん」の世界だったら、カツオくんが困ったときには、お父さんにも相談できるし、ノリスケおじさんにも相談できる。近くに隠居するおじいさんもいるし、話し相手を分散できる。自分のことを利害関係のない人に話せたら、どんなに素敵だろうと思ったんです。そんなときに縁があって、占いを勉強し始めました。だから、コミュニケーションへの関心から入ったところもあるんです。

**池谷**　どうやって占いをされているんですか?

**しいたけ.**　僕は星座のほかに色を大事にしています。ざっくり言うと、「オーラ」の色を見ていくのです。たとえば、その人にピンクが見えたとしたら、そのピンクにインタビューする感じです。故郷に帰りたがっているのか、好きな人がいるのかなど、なんでその色がその人に出ているのかを探っていく。そうやって見えたことを文字化していく感じです。言葉にするのは難しいのですが。

**池谷**　へえ〜! でも、言語化できるわけだから、いわば技術なんですよね。技術が占いの入り口になっているというか……。しいたけ.さんはたくさん連載を持っていらっしゃいますけど、一つひとつの文章が長いですよね。書くことが出てこないスランプはないんですか?

**しいたけ.**　不思議とないし、楽しいんですよね。占いをして書いているときというのは、いわゆる別人格になっている感じです。ウェブの「VOGUE GIRL」で星座占いの連載をして、「anan」でカラー占いなどをしているんですけど、星座なら12星座、カラーなら18色のカラーで見ていきます。対12、対18で話しかけなければいけないので、それは自分でもよくやっているなとは思います（笑）。

**池谷**　僕も科学が好きなので、論文を書くことのスランプというのはないんです。ただ、科学っていつでも大発見があるわけじゃない。今年は発見があまりなかったなという年もあるし、おもしろい発見が連発することもある。そういう波はあるんですが、発見がなくても、運が悪かったなというところに流せる感じです。

**しいたけ.**　科学における仮説を追究していく中で、思ったような結果が出ないと、やり方を変えてわき道にそれる実験をすることはあるんですか？

**池谷**　たくさんあります。自分が立てた仮説そのものがダメなことは多いのですが、こう間違えていたなら、次はこう考えたらどうかと方向を変えてみることで、大きな発見へのルートが急に開けることもあります。

**しいたけ.**　へえ〜！

**池谷**　科学には、仮説を立てて検証していく方法と、何が起こるかわからないからやってみようという方法があるんです。たとえば、ガリレオ・ガリレイって月のクレーター、太陽の黒点、土星の輪などを発見しているんですが、仮説検証で発見したとは到底思えない。遠眼鏡を作って、「月だ！　太陽だ！　土星だ！」っておもしろそうだから見てみたんだと思うんです。

**しいたけ.**　なるほど。

**池谷**　興味本位の戦略は、ときに科学を大きく進めるんです。だいたいは失敗しますけど、勘のいい人はうまくいく。私はどっちかというと、勘を重視したいタイプです。世界初の測定器を作って何かを観察すれば、新しい何かが見えるんじゃないの?と信じて、やってきているタイプなんです。

**しいたけ.**　先ほど、発見がないときは運が悪かったで流せるとおっしゃっていたんですけど、運のつかみ方ってあると思うんです。オーディション番組の「Ｎｉｚｉ Ｐｒｏｊｅｃｔ（虹プロ）」を見ていたら、オーディションに合格する人、プロデューサーに認められる人って大きな特徴が三つほどあったんです。一つ目は、インタビューしたときの反応がワンテンポずれている子。

**池谷**　テンポですか?　内容ではなくて?

**しいたけ.**　両方かな。ダンスと歌はものすごくうまいのに、インタビューではいわゆる「天然ちゃん」という感じ。ダンスと歌以外に、無駄な緊張感を持ち込んでいないんです。二つ目は、自分の考えをしゃべろうとしている子。質問って、模範解答みたいなものがあるじゃないですか。

**池谷**　ありますね。聞くほうもそれを想定している。

**しいたけ.**　合格した子は、つたなくて幼い言葉かもしれないけど、等身大で答えていて、それが胸に響いたんですよね。三つ目は、人の顔色をうかがわない子。プロデューサーは韓国人のＪ・Ｙ・Ｐａｒｋさんという方で、常に「自分らしさを出せ、楽しめ」ということを言っていました。その枠からはみ出した人と、なかなかはみ出せない人とがいて、ダンスも歌もうまいのに、はみ出せなかった人は最終的に選ばれませんでした。

**池谷**　それはおもしろい。合格しなかった子は「減点法」タイプなんだと思います。ここでミスったからマイナス5点というように自分を評価するタイプ。合格した人はおそらく「加点法」タイプで、自分が好きなようにやってみて、うまくいけば点数がもらえると思っている。減点法タイプの人は、いい子でいようとしてビクビクしてしまう。逆に加点法タイプは、ワイルドで外れているかもしれないですけど、魅力的に見えますよね。

**しいたけ.**　運が強い人って、自分のことが好きな人がわかる人、自分が苦手なことをやってくれる人を見つけるのがうまい人なんだろうなと思いました。つまり愛される人なのかな。言葉にすると当たり前になってしまうのですが、ここで見捨てちゃいけないと思われる人というか。

**池谷**　ああ、それはありますよね。

**しいたけ.**　でも、そう思われるというのは、自分のエゴで動くのではなく、利他的な人なんだと思います。今回、池谷さんが出された『脳はすこぶる快楽主義』に書いてありましたが、サケは3千個のイクラを産むのに、成魚になって子孫を残せるのは、そのうちのおよそ2匹だけ。じゃあなぜ3千個も産むかというと、他の種を栄えさせるためなんだと。めぐりめぐって、自分の繁栄に戻ってくるわけですが、生き残るということは、結局、他の人たちを栄えさせることなのかと感動したんです。

**池谷**　ありがとうございます。今のオーディションの話でちょっと思い出したのですが、アメリカの陸軍士官学校に入った新入生に「なぜ陸軍を目指すのか」を聞いたアンケートがあるんです。その志望動機は、大きく二つに分けられる。一つは「国のために」とか「愛する家族を守るために」という代替動機。もう一つは「陸軍っておもしろそうだから」というような内発的動機。で、誰が成績が良くて、誰がドロップアウトして、誰が陸軍に入った後に昇級していくかを調べると、代替動機の人は成績が悪い。結局、好きだというのが一番重要なんです。

**しいたけ.**　ああ〜、やっぱりそうなんですね。

**池谷**　でもね、就職の面接では必ず「どうしてわが社を選んだんですか」と聞かれるわけです。そのときの答えって、代替動機でしかない。「好きだからです。それだけです」と言ったら、おそらく落とされる。

**しいたけ.**　残念ながらそうでしょうね。

**池谷**　学生が言うには、この代替動機を言えば言うほど、内定をもらう確率が高くなるそうです。どこの企業も、口がうまい人、人付き合いがうまそうに見える人を採用するんでしょうね。でも、このコロナ禍で少し変わってきていませんか?

**しいたけ.**　僕自身は、このコロナで、どれだけ資本主義の中で生きていたかを思い知らされました。仕事をして、その疲れを旅行に行ったり、おいしいものを食べたりすることで癒やしていたのが、（コロナ禍で）人にも会えず、ご飯も食べに行けず。その低刺激状態で仕事は続けていたものの、本を読む気にもならなかった。コロナは現代人が経験したことのない低刺激状態なんですよね。

**池谷**　ええ。

**しいたけ．**　でも、ふと思ったのが、今までは常に刺激状態で、コミュニケーションが重視されすぎていたんだなと。僕は今までもリモート生活のようなものでしたが、友人にしても、お客さんにしても、仕事をして夜遅くまで飲んで、常に新しいネタを仕入れないといけなかった人たちが、初めてちょっと休めたかもしれないと言っていました。情報の更新を止めることができたんです。

**池谷**　刺激過剰な社会でも、それを消化できる人ならば、特に問題はなかったですよね。それがゆえに、これまでの社会は、人付き合いのうまい人、社交性の高さを、人の価値として重視しすぎだったのかもしれません。

**しいたけ．**　そう思います。リモートが好きな人もいれば、嫌いな人もいるわけで、これからは、会社ですごい業績を挙げている社員の顔を誰も知らないということがあってもいいと思うんです。出社したことがない、幻の社員がいてもおもしろい。

**池谷**　実際、すごく頭がいいのに人付き合いがうまくない学生が、オンライン会議になったことで、救われているんです。対面だと話せなくても、一人で黙々とやらせるとものすごい成果を発揮する。プレゼンも人前だと苦手だけど、オンラインであれば何百人の前でも話せるという学生もいます。今までむげにされてきた能力が、コロナ禍で有効活用されるのであれば、それはすごくいいことだと思います。

**しいたけ.**　多様性という言葉は便利すぎて、あまり好きじゃないんですが、そういうことですね。

**池谷**　はい。それには私たちに寛容さが求められるわけです。しいたけ.さんが「AERA」の連載で、家族が密に集まってしまって息苦しいという相談に対して、「小さい議会」が大切だとおっしゃっていましたよね。小さい議会って、とてもいい言葉だなと感激したんです。

**しいたけ.**　職場や家庭や友達といった小さなコミュニティーで、ルールについて議会を開きましょうということですね。たとえば、人と会うのが怖い人がいた場合、「1時間だけ会う」というようなルールを作ったらいいんじゃないかと思ったんです。そうやってルールを作ることで新しい一歩を踏み出すのが、これからの時代に必要になるんじゃないかなと。

**池谷**　小さなコミュニティーなりのルールがあって、それが息苦しくなったら、別の議会を開けばいい。それが世間の多様性というところですよね。境界を作ることでも、つながり方に濃淡をつけることでもいい。今後コロナが収束に向かうときに、元の社会に戻るのではなくて、新しいつながり方を考えられたらいいですよね。

構成／大川恵実

しいたけ．／占い師、作家。早稲田大学大学院政治学研究科修了。ウェブ「VOGUE GIRL」で「しいたけ占い」、雑誌「AERA」で「午後3時のしいたけ．相談室」を連載中。

# 資料

# 初出一覧（掲載はすべて「週刊朝日」）　※一部改題しています

## I

嘘つきは実は正直者!?（2014年2月7日号）
「目」は語る（2014年3月14日号）
ユーモアがわかる人は自己評価が低い（2013年12月27日号）
斬新すぎるアイデアは理解されない（2013年11月29日号）
悪い噂は良い噂の2倍広まる（2014年10月17日号）
しつけは叱ってはだめ（2014年11月28日号）
結婚後に絶望するカップル（2014年1月3・10日号）
ヒトの選択行動には重要な意味がある（2014年12月5日号）
我慢すると忍耐力が下がる（2014年9月12日号）
失敗するほうが脳は学ぶ（2014年9月19日号）
見えない相手を下に見る脳のクセ（2014年9月26日号）
「おとり効果」の上手な使い方（2014年4月4日号）
プラセボ効果の利用は善か悪か（2013年11月15日号）
「サービス精神」はほどほどに（2014年3月28日号）
笑って楽しい人生に（2014年1月24日号）

## II

ぼうっとすることが記憶力を高める（2014年11月21日号）
「へぇ！」は記憶に残る（2014年11月14日号）
睡眠学習は効果あり！（2014年8月29日号）
記憶の持続にカフェインが効く（2014年4月11日号）
記憶が蘇る薬を発見！（2014年2月28日号）
散歩は記憶力を高める（2013年11月22日号）
体の水分不足で記憶力が下がる（2013年9月6日号）
ヒトは過去を都合よく歪める（2014年5月30日号）

## III

ヒトは約1兆種類のにおいを識別可能（2014年4月18日号）
人は一人では生きられない（2013年11月1日号）
「豊かな」生活とは何か？（2013年9月13日号）
「仲間」の効果とは（2014年11月7日号）
男と女が存在する意義は何か？（2013年10月18日号）

## Ⅳ



## Ⅴ

Ⅵ

# 参考文献

## I

1 Halevy, R, Shalvi, S, Verschuere, B. Being honest about dishonesty: correlating self-reports and actual lying. Hum Comm Res, 40:54-72, 2014.

2 Ekman, P, Friesen, WV. Felt, false, and miserable smiles. J Nonverb behav, 6:238-252, 1982.

3 Hess, EH, Polt, JM. Pupil Size in Relation to Mental Activity during Simple Problem-Solving. Science, 143:1190-1192, 1964.

4 Kahneman, D, Beatty, J. Pupil diameter and load on memory. Science, 154:1583-1585, 1966.

5 de Gee, JW, Knapen, T, Donner, TH. Decision-related pupil dilation reflects upcoming choice and individual bias. Proc Natl Acad Sci U S A, 111:E618-625, 2014.

6 Alicke, MD, Govorun, O. The better-than-average effect. The Self in Social Judgment:85-106, 2005.

7 Kruger, J, Dunning, D. Unskilled and unaware of it: how difficulties in recognizing one's own incompetence lead to inflated self-assessments. J Pers Soc Psychol, 77:1121-1134, 1999.

8 Pronin, E, Lin, DY, Ross, L. The bias blind spot: Perceptions of bias in self versus others. Pers Soc Psychol Bull, 28:369-381, 2002.

9 Uzzi, B, Mukherjee, S, Stringer, M, Jones, B. Atypical combinations and scientific impact. Science, 342:468-472, 2013.

10 Thomson, JJ. The Trolley Problem. Yale Law Journal, 94:1395-1415, 1985.

11 Hofmann, W, Wisneski, DC, Brandt, MJ, Skitka, LJ. Morality in everyday life. Science, 345:1340-1343, 2014.

12 Stamm, AW, Nguyen, ND, Seicol, BJ, Fagan, A, Oh, A, Drumm, M, Lundt, M, Stickgold, R, Wamsley, EJ. Negative reinforcement impairs overnight memory consolidation. Learn Mem, 21:591-596, 2014.

13 McNulty, JK, O'Mara, EM, Karney, BR. Benevolent cognitions as a strategy of relationship maintenance: "don't sweat the small stuff".... But it is not all small stuff. J Pers Soc Psychol, 94:631-646, 2008.

14 McNulty, JK, Olson, MA, Meltzer, AL, Shaffer, MJ. Though they may

be unaware, newlyweds implicitly know whether their marriage will be satisfying. Science, 342:1119-1120, 2013.

15 内閣府男女共同参画局 . 男女共同参画白書 平成 25 年版 . 内閣府 , 第 1 部 : 第 20 図 , 2013.

16 人口動態調査 . 平成 27 年人口動態統計の年間推計 . 厚生労働省 , H27:1-6, 2015.

17 Derks, PL, Paclisanu, MI. Simple strategies in binary prediction by children and adults. J Exp Psychol, 73:278, 1967.

18 Muraven, M, Tice, DM, Baumeister, RF. Self-control as limited resource: regulatory depletion patterns. J Pers Soc Psychol, 74:774-789, 1998.

19 Kouchaki, M, Smith, IH. The morning morality effect: the influence of time of day on unethical behavior. Psychol Sci, 25:95-102, 2014.

20 Gailliot, MT, Baumeister, RF, DeWall, CN, Maner, JK, Plant, EA, Tice, DM, Brewer, LE, Schmeichel, BJ. Self-control relies on glucose as a limited energy source: willpower is more than a metaphor. J Pers Soc Psychol, 92:325-336, 2007.

21 Bushman, BJ, Dewall, CN, Pond, RSJ, Hanus, MD. Low glucose relates to greater aggression in married couples. Proc Natl Acad Sci U S A, 111:6254-6257, 2014.

22 Herzfeld, DJ, Vaswani, PA, Marko, MK, Shadmehr, R. A memory of errors in sensorimotor learning. Science, 345:1349-1353, 2014.

23 Park, B, Rothbart, M. Perception of out-group homogeneity and levels of social categorization: memory for the subordinate attributes of in-group and out-group members. J Pers Soc Psychol, 42:1051-1068, 1982.

24 Huber, J, Payne, JW, Puto, C. Adding asymmetrically dominated alternatives violations of regularity and the similarity hypothesis. J Consum Res 9:90-98, 1982.

25 Ariely, D. Predictably irrational:the hidden forces that shape our decisions. 1st edn, (Harper, 2008).

26 Magalhaes De Saldanha da Gama, PA, Slama, H, Caspar, EA, Gevers, W, Cleeremans, A. Placebo-suggestion modulates conflict resolution in the Stroop Task. PLoS One, 8:e75701, 2013.

27 de Craen, AJ, Kaptchuk, TJ, Tijssen, JG, Kleijnen, J. Placebos and placebo effects in medicine: historical overview. Journal of the Royal Society of

Medicine, 92:511-515, 1999.
28 Staats, P, Hekmat, H, Staats, A. Suggestion/placebo effects on pain: negative as well as positive. Journal of pain and symptom management, 15:235-243, 1998.
29 Iyengar, SS, Lepper, MR. When choice is demotivating: Can one desire too much of a good thing? J Personal Soc Psychol, 79:995-1006, 2000.
30 Platt, T, Hofmann, J, Ruch, W, Proyer, RT. Duchenne display responses towards sixteen enjoyable emotions: Individual differences between no and fear of being laughed at. Motiv Emotion, 37:776-786, 2013.
31 Proyer, RT, Ruch, W, Chen, GH. Gelotophobia: life satisfaction and happiness across cultures. Humor, 25:23-40, 2012.

## II

32 Dewar, M, Alber, J, Cowan, N, Della Sala, S. Boosting long-term memory via wakeful rest: intentional rehearsal is not necessary, consolidation is sufficient. PLoS One, 9:e109542, 2014.
33 Gruber, MJ, Gelman, BD, Ranganath, C. States of curiosity modulate hippocampus-dependent learning via the dopaminergic circuit. Neuron, 84:486-496, 2014.
34 Schreiner, T, Rasch, B. Boosting Vocabulary Learning by Verbal Cueing During Sleep. Cereb Cortex, 25:4169-4179, 2015.
35 Jenkins, JG, Dallenbach, KM. Obliviscence during sleep and waking. Am J Psychol, 35:605-612, 1924.
36 Wilson, MA, McNaughton, BL. Reactivation of hippocampal ensemble memories during sleep. Science, 265:676-679, 1994.
37 Lee, AK, Wilson, MA. Memory of sequential experience in the hippocampus during slow wave sleep. Neuron, 36:1183-1194, 2002.
38 Bendor, D, Wilson, MA. Biasing the content of hippocampal replay during sleep. Nat Neurosci, 15:1439-1444, 2012.
39 Borota, D, Murray, E, Keceli, G, Chang, A, Watabe, JM, Ly, M, Toscano, JP, Yassa, MA. Post-study caffeine administration enhances memory consolidation in humans. Nat Neurosci, 17:201-203, 2014.
40 Ballarini, F, Moncada, D, Martinez, MC, Alen, N, Viola, H. Behavioral tagging is a general mechanism of long-term memory formation. Proc Natl

Acad Sci U S A, 106:14599-14604, 2009.

41 Hunter, RE, Barrera, CM, Dohanich, GP, Dunlap, WP. Effects of uric acid and caffeine on A1 adenosine receptor binding in developing rat brain. Pharmacology, biochemistry, and behavior, 35:791-795, 1990.

42 Euser, SM, Hofman, A, Westendorp, RG, Breteler, MM. Serum uric acid and cognitive function and dementia. Brain, 132:377-382, 2009.

43 Orsini, CA, Maren, S. Neural and cellular mechanisms of fear and extinction memory formation. Neurosci Biobehav Rev, 36:1773-1802, 2012.

44 Montirosso, R, Tronick, E, Morandi, F, Ciceri, F, Borgatti, R. Four-month-old infants' long-term memory for a stressful social event. PLoS One, 8:e82277, 2013.

45 Partanen, E, Kujala, T, Tervaniemi, M, Huotilainen, M. Prenatal music exposure induces long-term neural effects. PLoS One, 8:e78946, 2013.

46 Erickson, KI, Voss, MW, Prakash, RS, Basak, C, Szabo, A, Chaddock, L, Kim, JS, Heo, S, Alves, H, White, SM, Wojcicki, TR, Mailey, E, Vieira, VJ, Martin, SA, Pence, BD, Woods, JA, McAuley, E, Kramer, AF. Exercise training increases size of hippocampus and improves memory. Proc Natl Acad Sci U S A, 108:3017-3022, 2011.

47 McGeer, T. Passive dynamic walking. Int J Robot Res, 9:62-82, 1990.

48 Bramble, DM, Lieberman, DE. Endurance running and the evolution of Homo. Nature, 432:345-352, 2004.

49 Pavlov, P, Svendsen, JI, Indrelid, S. Human presence in the European Arctic nearly 40,000 years ago. Nature, 413:64-67, 2001.

50 Ganio, MS, Armstrong, LE, Casa, DJ, McDermott, BP, Lee, EC, Yamamoto, LM, Marzano, S, Lopez, RM, Jimenez, L, Le Bellego, L, Chevillotte, E, Lieberman, HR. Mild dehydration impairs cognitive performance and mood of men. The British journal of nutrition, 106:1535-1543, 2011.

51 Bar-David, Y, Urkin, J, Kozminsky, E. The effect of voluntary dehydration on cognitive functions of elementary school children. Acta paediatrica, 94:1667-1673, 2005.

52 Hata, K, Yamaguchi, T, Ono, E, Yanagawa, R. Comparative study of leptospiral strains Ictero No. I and RGA by restriction endonuclease DNA

analysis. The Japanese journal of veterinary research, 36:133-136, 1988.
53 Friedlander, G. in Food & Nutrition Conference & Expo (Acad Nutr Diet, 2012).
54 Bonnet, F, Lepicard, EM, Cathrin, L, Letellier, C, Constant, F, Hawili, N, Friedlander, G. French children start their school day with a hydration deficit. Annals of nutrition & metabolism, 60:257-263, 2012.
55 Stookey, JD, Brass, B, Holliday, A, Arieff, A. What is the cell hydration status of healthy children in the USA? Preliminary data on urine osmolality and water intake. Public health nutrition, 15:2148-2156, 2012.
56 Edmonds, CJ, Burford, D. Should children drink more water?: the effects of drinking water on cognition in children. Appetite, 52:776-779, 2009.
57 Edmonds, CJ, Crombie, R, Gardner, MR. Subjective thirst moderates changes in speed of responding associated with water consumption. Front Hum Neurosci, 7:363, 2013.
58 Schacter, DL. The seven sins of memory. Insights from psychology and cognitive neuroscience. The American psychologist, 54:182-203, 1999.
59 Conway, M, Ross, M. Getting what you want by revising what you had. J Pers Soc Psychol, 47:738-748, 1984.

Ⅲ

60 Campen, Ctv, Ross, J. The Proust effect:the senses as doorways to lost memories. (Oxford University Press, 2014).
61 Malnic, B, Godfrey, PA, Buck, LB. The human olfactory receptor gene family. Proc Natl Acad Sci U S A, 101:2584-2589, 2004.
62 Pointer, MR, Attridge, GG. The number of discernible colours. Color Res Appl, 23:52-54, 1998.
63 Stevens, SS, Davis, H. Hearing. 152-154 (John Wiley and Sons, 1938).
64 Bushdid, C, Magnasco, MO, Vosshall, LB, Keller, A. Humans can discriminate more than 1 trillion olfactory stimuli. Science, 343:1370-1372, 2014.
65 Ohloff, G. in The Fascination of Odors and Their Chemical Perspectives (eds W. Pickenhagen, B. M. Lawrence) (Springer-Verlag, 1994).
66 Spitz, RA. Hospitalism; an inquiry into the genesis of psychiatric conditions in early childhood. The Psychoanalytic study of the child, 1:53-74, 1945.

67 Eskenazi, T, Doerrfeld, A, Logan, GD, Knoblich, G, Sebanz, N. Your words are my words: effects of acting together on encoding. Quarterly journal of experimental psychology, 66:1026-1034, 2013.

68 Boothby, EJ, Clark, MS, Bargh, JA. Shared experiences are amplified. Psychol Sci, 25:2209-2216, 2014.

69 Droser, ML, Gehling, JG. Synchronous aggregate growth in an abundant new Ediacaran tubular organism. Science, 319:1660-1662, 2008.

70 Hayashi, K, Ohta, H, Kurimoto, K, Aramaki, S, Saitou, M. Reconstitution of the mouse germ cell specification pathway in culture by pluripotent stem cells. Cell, 146:519-532, 2011.

71 Hayashi, K, Ogushi, S, Kurimoto, K, Shimamoto, S, Ohta, H, Saitou, M. Offspring from oocytes derived from in vitro primordial germ cell-like cells in mice. Science, 338:971-975, 2012.

72 Kuroki, S, Matoba, S, Akiyoshi, M, Matsumura, Y, Miyachi, H, Mise, N, Abe, K, Ogura, A, Wilhelm, D, Koopman, P, Nozaki, M, Kanai, Y, Shinkai, Y, Tachibana, M. Epigenetic regulation of mouse sex determination by the histone demethylase Jmjd1a. Science, 341:1106-1109, 2013.

73 Parron, C, Call, J, Fagot, J. Behavioural responses to photographs by pictorially naive baboons (Papio anubis), gorillas (Gorilla gorilla) and chimpanzees (Pan troglodytes). Behav Processes, 78:351-357, 2008.

74 Giurfa, M, Zhang, S, Jenett, A, Menzel, R, Srinivasan, MV. The concepts of 'sameness' and 'difference' in an insect. Nature, 410:930-933, 2001.

75 Hellenthal, G, Busby, GB, Band, G, Wilson, JF, Capelli, C, Falush, D, Myers, S. A genetic atlas of human admixture history. Science, 343:747-751, 2014.

76 Burt, C. The genetic determination of differences in intelligence: a study of monozygotic twins reared together and apart. Br J Psychol, 57:137-153, 1966.

77 Olson, RK, Byrne, B. in The Connections Between Language and Reading Disabilitie (eds H. W. Catts, A. G.Kamhi) 173-200 (Lawrence Erlbaum Associates, 2005).

78 Bates, TC, Lind, PA, Luciano, M, Montgomery, GW, Martin, NG, Wright, MJ. Dyslexia and DYX1C1: deficits in reading and spelling associated with a missense mutation. Mol Psychiatry, 15:1190-1196, 2010.

79 Patel, CH. Yoga and bio-feedback in the management of hypertension. Lancet, 302:1053-1055, 1973.

80 Zotev, V, Krueger, F, Phillips, R, Alvarez, RP, Simmons, WK, Bellgowan, P, Drevets, WC, Bodurka, J. Self-regulation of amygdala activation using real-time fMRI neurofeedback. PLoS One, 6:e24522, 2011.

81 Zotev, V, Phillips, R, Young, KD, Drevets, WC, Bodurka, J. Prefrontal control of the amygdala during real-time fMRI neurofeedback training of emotion regulation. PLoS One, 8:e79184, 2013.

82 Greer, SM, Trujillo, AJ, Glover, GH, Knutson, B. Control of nucleus accumbens activity with neurofeedback. Neuroimage, 96:237-244, 2014.

83 Newton, I. A theory concerning light and colors. Philos Trans, 6:460-466, 1671.

84 Marshall, NJ. A unique colour and polarization vision system in mantis shrimps. Nature, 333:557-560, 1988.

85 Thoen, HH, How, MJ, Chiou, TH, Marshall, J. A different form of color vision in mantis shrimp. Science, 343:411-413, 2014.

86 Molleman, L, van den Berg, P, Weissing, FJ. Consistent individual differences in human social learning strategies. Nature communications, 5:3570, 2014.

## IV

87 Wrzesniewski, A, Schwartz, B, Cong, X, Kane, M, Omar, A, Kolditz, T. Multiple types of motives don't multiply the motivation of West Point cadets. Proc Natl Acad Sci U S A, 111:10990-10995, 2014.

88 Amir, O, Biederman, I, Wang, Z, Xu, X. Ha ha! versus aha! a direct comparison of humor to nonhumorous insight for determining the neural correlates of mirth. Cereb Cortex, 25:1405-1413, 2015.

89 Lieberman, D. The story of the human body:evolution, health, and disease. (Knopf Doubleday Publishing Group, 2013).

90 Aviezer, H, Trope, Y, Todorov, A. Body cues, not facial expressions, discriminate between intense positive and negative emotions. Science, 338:1225-1229, 2012.

91 Gebhart, GF. Descending modulation of pain. Neurosci Biobehav Rev, 27:729-737, 2004.

92 Ben-Ami Bartal, I, Decety, J, Mason, P. Empathy and pro-social behavior in rats. Science, 334:1427-1430, 2011.

93 Ben-Ami Bartal, I, Rodgers, DA, Bernardez Sarria, MS, Decety, J, Mason, P. Pro-social behavior in rats is modulated by social experience. eLife, 3:e01385, 2014.

94 Parvizi, J, Rangarajan, V, Shirer, WR, Desai, N, Greicius, MD. The will to persevere induced by electrical stimulation of the human cingulate gyrus. Neuron, 80:1359-1367, 2013.

95 Kawakami, A, Furukawa, K, Katahira, K, Okanoya, K. Sad music induces pleasant emotion. Frontiers in psychology, 4:311, 2013.

96 Panksepp, J. The emotional sources of chills induced by music. Music Percept, 13:171-207, 1995.

97 Levinson, J. in Music and meaning (ed Robinson J) 215-241 (Cornell University Press, 1997).

98 Taruffi, L, Koelsch, S. The paradox of music-evoked sadness: an online survey. PLoS One, 9:e110490, 2014.

99 Takahashi, H, Kato, M, Matsuura, M, Mobbs, D, Suhara, T, Okubo, Y. When your gain is my pain and your pain is my gain: neural correlates of envy and schadenfreude. Science, 323:937-939, 2009.

100 Wilson, TD, Reinhard, DA, Westgate, EC, Gilbert, DT, Ellerbeck, N, Hahn, C, Brown, CL, Shaked, A. Just think: the challenges of the disengaged mind. Science, 345:75-77, 2014.

101 Stephens, GJ, Silbert, LJ, Hasson, U. Speaker-listener neural coupling underlies successful communication. Proc Natl Acad Sci U S A, 107:14425-14430, 2010.

102 Dikker, S, Silbert, LJ, Hasson, U, Zevin, JD. On the same wavelength: predictable language enhances speaker-listener brain-to-brain synchrony in posterior superior temporal gyrus. J Neurosci, 34:6267-6272, 2014.

103 Bar, M. The proactive brain: using analogies and associations to generate predictions. Trends Cogn Sci, 11:280-289, 2007.

104 Zhang, ZK, Zhang, CX, Han, XP, Liu, C. Emergence of blind areas in information spreading. PLoS One, 9:e95785, 2014.

105 Kim, P. A simple model of ostracism formation. PLoS One, 9:e94333, 2014.

106 Winkler, I, Haden, GP, Ladinig, O, Sziller, I, Honing, H. Newborn infants detect the beat in music. Proc Natl Acad Sci U S A, 106:2468-2471, 2009.
107 He, C, Trainor, LJ. Finding the pitch of the missing fundamental in infants. J Neurosci, 29:7718-8822, 2009.
108 Patel, AD. The evolutionary biology of musical rhythm: was Darwin wrong? PLoS Biol, 12:e1001821, 2014.
109 Zarco, W, Merchant, H, Prado, L, Mendez, JC. Subsecond timing in primates: comparison of interval production between human subjects and rhesus monkeys. J Neurophysiol, 102:3191-3202, 2009.
110 Hattori, Y, Tomonaga, M, Matsuzawa, T. Spontaneous synchronized tapping to an auditory rhythm in a chimpanzee. Scientific reports, 3:1566, 2013.
111 Donoso, M, Collins, AG, Koechlin, E. Human cognition. Foundations of human reasoning in the prefrontal cortex. Science, 344:1481-1486, 2014.
112 Daw, ND, O'Doherty, JP, Dayan, P, Seymour, B, Dolan, RJ. Cortical substrates for exploratory decisions in humans. Nature, 441:876-879, 2006.
113 Schultz, W, Dayan, P, Montague, PR. A neural substrate of prediction and reward. Science, 275:1593-1599, 1997.
114 Steiner, AP, Redish, AD. Behavioral and neurophysiological correlates of regret in rat decision-making on a neuroeconomic task. Nat Neurosci, 17:995-1002, 2014.
115 Camille, N, Coricelli, G, Sallet, J, Pradat-Diehl, P, Duhamel, JR, Sirigu, A. The involvement of the orbitofrontal cortex in the experience of regret. Science, 304:1167-1170, 2004.

## V

116 Jones, WD, Cayirlioglu, P, Kadow, IG, Vosshall, LB. Two chemosensory receptors together mediate carbon dioxide detection in Drosophila. Nature, 445:86-90, 2007.
117 Francis, J. Mobile phones 18 times dirtier than toilet handles. FoxNews, 10, July, 2010.
118 Julian, TR, Leckie, JO, Boehm, AB. Virus transfer between fingerpads and fomites. J Appl Microbiol, 109:1868-1874, 2010.
119 Goldblatt, JG, Krief, I, Klonsky, T, Haller, D, Milloul, V, Sixsmith, DM,

Srugo, I, Potasman, I. Use of cellular telephones and transmission of pathogens by medical staff in New York and Israel. Infection control and hospital epidemiology, 28:500-503, 2007.

120 Brady, RR, Wasson, A, Stirling, I, McAllister, C, Damani, NN. Is your phone bugged? The incidence of bacteria known to cause nosocomial infection on healthcare workers' mobile phones. The Journal of hospital infection, 62:123-125, 2006.

121 Schloissnig, S, Arumugam, M, Sunagawa, S, Mitreva, M, Tap, J, Zhu, A, Waller, A, Mende, DR, Kultima, JR, Martin, J, Kota, K, Sunyaev, SR, Weinstock, GM, Bork, P. Genomic variation landscape of the human gut microbiome. Nature, 493:45-50, 2012.

122 Ridaura, VK, Faith, JJ, Rey, FE, Cheng, J, Duncan, AE, Kau, AL, Griffin, NW, Lombard, V, Henrissat, B, Bain, JR, Muehlbauer, MJ, Ilkayeva, O, Semenkovich, CF, Funai, K, Hayashi, DK, Lyle, BJ, Martini, MC, Ursell, LK, Clemente, JC, Van Treuren, W, Walters, WA, Knight, R, Newgard, CB, Heath, AC, Gordon, JI. Gut microbiota from twins discordant for obesity modulate metabolism in mice. Science, 341:1241214, 2013.

123 Hsiao, EY, McBride, SW, Hsien, S, Sharon, G, Hyde, ER, McCue, T, Codelli, JA, Chow, J, Reisman, SE, Petrosino, JF, Patterson, PH, Mazmanian, SK. Microbiota modulate behavioral and physiological abnormalities associated with neurodevelopmental disorders. Cell, 155:1451-1463, 2013.

124 David, LA, Maurice, CF, Carmody, RN, Gootenberg, DB, Button, JE, Wolfe, BE, Ling, AV, Devlin, AS, Varma, Y, Fischbach, MA, Biddinger, SB, Dutton, RJ, Turnbaugh, PJ. Diet rapidly and reproducibly alters the human gut microbiome. Nature, 505:559-563, 2014.

125 Torrey, EF, Bartko, JJ, Lun, ZR, Yolken, RH. Antibodies to Toxoplasma gondii in patients with schizophrenia: a meta-analysis. Schizophr Bull, 33:729-736, 2007.

126 Wang, HL, Wang, GH, Li, QY, Shu, C, Jiang, MS, Guo, Y. Prevalence of Toxoplasma infection in first-episode schizophrenia and comparison between Toxoplasma-seropositive and Toxoplasma-seronegative schizophrenia. Acta Psychiatr Scand, 114:40-48, 2006.

127 Koskenvuo, M, Langinvainio, H, Kaprio, J, Lonnqvist, J, Tienari, P.

Psychiatric hospitalization in twins. Acta geneticae medicae et gemellologiae, 33:321-332, 1984.

128 Hoeffer, A, Pollin, W. Schizophrenia in the NAS-NRC panel of 15,909 veteran twin pairs. Arch Gen Psychiatry, 23:469-477, 1970.

129 Webster, JP. The effect of Toxoplasma gondii on animal behavior: playing cat and mouse. Schizophr Bull, 33:752-756, 2007.

130 Berdoy, M, Webster, JP, Macdonald, DW. Fatal attraction in rats infected with Toxoplasma gondii. Proc Biol Sci, 267:1591-1594, 2000.

131 Hutchison, WM, Dunachie, JF, Siim, JC, Work, K. Life cycle of toxoplasma gondii. British medical journal, 4:806, 1969.

132 Hari Dass, SA, Vyas, A. Toxoplasma gondii infection reduces predator aversion in rats through epigenetic modulation in the host medial amygdala. Molecular ecology, 23:6114-6122, 2014.

133 Flegr, J. Influence of latent Toxoplasma infection on human personality, physiology and morphology: pros and cons of the Toxoplasma-human model in studying the manipulation hypothesis. J Exp Biol, 216:127-133, 2013.

134 Flegr, J, Markos, A. Masterpiece of epigenetic engineering - how Toxoplasma gondii reprogrammes host brains to change fear to sexual attraction. Molecular ecology, 23:5934-5936, 2014.

135 Suez, J, Korem, T, Zeevi, D, Zilberman-Schapira, G, Thaiss, CA, Maza, O, Israeli, D, Zmora, N, Gilad, S, Weinberger, A, Kuperman, Y, Harmelin, A, Kolodkin-Gal, I, Shapiro, H, Halpern, Z, Segal, E, Elinav, E. Artificial sweeteners induce glucose intolerance by altering the gut microbiota. Nature, 514:181-186, 2014.

136 Lawlor, DA, Hopker, SW. The effectiveness of exercise as an intervention in the management of depression: systematic review and meta-regression analysis of randomised controlled trials. Bmj, 322:763-767, 2001.

137 Agudelo, LZ, Femenia, T, Orhan, F, Porsmyr-Palmertz, M, Goiny, M, Martinez-Redondo, V, Correia, JC, Izadi, M, Bhat, M, Schuppe-Koistinen, I, Pettersson, AT, Ferreira, DM, Krook, A, Barres, R, Zierath, JR, Erhardt, S, Lindskog, M, Ruas, JL. Skeletal muscle PGC-1$\alpha$1 modulates kynurenine metabolism and mediates resilience to stress-induced depression. Cell, 159:33-45, 2014.

138 Edelman, GM. Naturalizing consciousness: a theoretical framework. Proc Natl Acad Sci U S A, 100:5520-5524, 2003.

139 Chen, YQ, Fisher, JH, Wang, MH. Activation of the RON receptor tyrosine kinase inhibits inducible nitric oxide synthase (iNOS) expression by murine peritoneal exudate macrophages: phosphatidylinositol-3 kinase is required for RON-mediated inhibition of iNOS expression. Journal of immunology, 161:4950-4959, 1998.

140 Dresler, M, Wehrle, R, Spoormaker, VI, Koch, SP, Holsboer, F, Steiger, A, Obrig, H, Samann, PG, Czisch, M. Neural correlates of dream lucidity obtained from contrasting lucid versus non-lucid REM sleep: a combined EEG/fMRI case study. Sleep, 35:1017-1020, 2012.

141 Voss, U, Holzmann, R, Hobson, A, Paulus, W, Koppehele-Gossel, J, Klimke, A, Nitsche, MA. Induction of self awareness in dreams through frontal low current stimulation of gamma activity. Nat Neurosci, 17:810-812, 2014.

142 Borjigin, J, Lee, U, Liu, T, Pal, D, Huff, S, Klarr, D, Sloboda, J, Hernandez, J, Wang, MM, Mashour, GA. Surge of neurophysiological coherence and connectivity in the dying brain. Proc Natl Acad Sci U S A, 110:14432-14437, 2013.

143 van Lommel, P. Near-death experiences: the experience of the self as real and not as an illusion. Ann N Y Acad Sci, 1234:19-28, 2011.

144 Parnia, S, Waller, DG, Yeates, R, Fenwick, P. A qualitative and quantitative study of the incidence, features and aetiology of near death experiences in cardiac arrest survivors. Resuscitation, 48:149-156, 2001.

145 van Lommel, P, van Wees, R, Meyers, V, Elfferich, I. Near-death experience in survivors of cardiac arrest: a prospective study in the Netherlands. Lancet, 358:2039-2045, 2001.

146 Thonnard, M, Charland-Verville, V, Bredart, S, Dehon, H, Ledoux, D, Laureys, S, Vanhaudenhuyse, A. Characteristics of near-death experiences memories as compared to real and imagined events memories. PLoS One, 8:e57620, 2013.

## VI

147 Lancaster, MA, Renner, M, Martin, CA, Wenzel, D, Bicknell, LS, Hurles,

ME, Homfray, T, Penninger, JM, Jackson, AP, Knoblich, JA. Cerebral organoids model human brain development and microcephaly. Nature, 501:373-379, 2013.

148 Okita, K, Ichisaka, T, Yamanaka, S. Generation of germline-competent induced pluripotent stem cells. Nature, 448:313-317, 2007.

149 Takahashi, K, Yamanaka, S. Induction of pluripotent stem cells from mouse embryonic and adult fibroblast cultures by defined factors. Cell, 126:663-676, 2006.

150 Takahashi, K, Tanabe, K, Ohnuki, M, Narita, M, Ichisaka, T, Tomoda, K, Yamanaka, S. Induction of pluripotent stem cells from adult human fibroblasts by defined factors. Cell, 131:861-872, 2007.

151 高橋政代. iPS 細胞をもちいた網膜の再生医療. 臨床神経学, 53:1016, 2013.

152 Sterckx, S, Cockbain, J, Howard, HC, Borry, P. "I prefer a child with ...": designer babies, another controversial patent in the arena of direct-to-consumer genomics. Genetics in medicine : official journal of the American College of Medical Genetics, 15:923-924, 2013.

153 DeFrancesco, L. 23andMe's designer baby patent. Nat Biotechnol, 32:8, 2014.

154 Lemonick, MD. Designer babies. Time, 153:64-67, 1999.

155 Harrison, DE, Strong, R, Sharp, ZD, Nelson, JF, Astle, CM, Flurkey, K, Nadon, NL, Wilkinson, JE, Frenkel, K, Carter, CS, Pahor, M, Javors, MA, Fernandez, E, Miller, RA. Rapamycin fed late in life extends lifespan in genetically heterogeneous mice. Nature, 460:392-395, 2009.

156 Mair, W, Goymer, P, Pletcher, SD, Partridge, L. Demography of dietary restriction and death in Drosophila. Science, 301:1731-1733, 2003.

157 Mattison, JA, Roth, GS, Beasley, TM, Tilmont, EM, Handy, AM, Herbert, RL, Longo, DL, Allison, DB, Young, JE, Bryant, M, Barnard, D, Ward, WF, Qi, W, Ingram, DK, de Cabo, R. Impact of caloric restriction on health and survival in rhesus monkeys from the NIA study. Nature, 489:318-321, 2012.

158 Mukherjee, S, Mukherjee, U. A comprehensive review of immunosuppression used for liver transplantation. Journal of transplantation, 2009:701464, 2009.

159 Leslie, M. A putative antiaging drug takes a step from mice to men. Science, 342:789, 2013.

160 Cakic, V. Smart drugs for cognitive enhancement: ethical and pragmatic considerations in the era of cosmetic neurology. Journal of medical ethics, 35:611-615, 2009.

161 Chuah, LY, Chong, DL, Chen, AK, Rekshan, WR, 3rd, Tan, JC, Zheng, H, Chee, MW. Donepezil improves episodic memory in young individuals vulnerable to the effects of sleep deprivation. Sleep, 32:999-1010, 2009.

162 Zaninotto, AL, Bueno, OF, Pradella-Hallinan, M, Tufik, S, Rusted, J, Stough, C, Pompeia, S. Acute cognitive effects of donepezil in young, healthy volunteers. Human psychopharmacology, 24:453-464, 2009.

163 Merolla, PA, Arthur, JV, Alvarez-Icaza, R, Cassidy, AS, Sawada, J, Akopyan, F, Jackson, BL, Imam, N, Guo, C, Nakamura, Y, Brezzo, B, Vo, I, Esser, SK, Appuswamy, R, Taba, B, Amir, A, Flickner, MD, Risk, WP, Manohar, R, Modha, DS. Artificial brains. A million spiking-neuron integrated circuit with a scalable communication network and interface. Science, 345:668-673, 2014.

164 Frey, CB, Osborne, MA. The future of employment:How susceptible are jobs to computerisation? (Oxford University, 2013).

165 Davidson, CN. Now you see it : how the brain science of attention will transform the way we live, work, and learn. (Viking, 2011).

166 Gayford, M. Robot art raises questions about human creativity. MIT Tech Rev, February:15, 2016.

167 Silver, D, Huang, A, Maddison, CJ, Guez, A, Sifre, L, van den Driessche, G, Schrittwieser, J, Antonoglou, I, Panneershelvam, V, Lanctot, M, Dieleman, S, Grewe, D, Nham, J, Kalchbrenner, N, Sutskever, I, Lillicrap, T, Leach, M, Kavukcuoglu, K, Graepel, T, Hassabis, D. Mastering the game of Go with deep neural networks and tree search. Nature, 529:484-489, 2016.

168 Lake, BM, Salakhutdinov, R, Tenenbaum, JB. Human-level concept learning through probabilistic program induction. Science, 350:1332-1338, 2015.

169 Bohannon, J. The synthetic therapist. Science, 349:250-251, 2015.

170 Gao, M, Igata, H, Takeuchi, A, Sato, K, Ikegaya, Y. Machine learning-based prediction of adverse drug effects: an example of seizure-inducing compounds. J Pharmacol Sc, 133:70-78, 2017.

パテカトルの万脳薬《ばんのうやく》
できない脳《のう》ほど自信過剰《じしんかじょう》
朝日文庫

2021年3月30日　第1刷発行

著　者　池谷裕二《いけがやゆうじ》

発行者　三宮博信
発行所　朝日新聞出版
〒104-8011　東京都中央区築地5-3-2
電話　03-5541-8832(編集)
03-5540-7793(販売)
印刷製本　大日本印刷株式会社



ISBN978-4-02-262048-4